Boubakar dit Bayla Ba

Modèle pharmacocinétique/ pharmacodynamique in vitro

Boubakar dit Bayla Ba

Modèle pharmacocinétique/ pharmacodynamique in vitro

Développement et applications aux anti-infectieux

Presses Académiques Francophones

Impressum / Mentions légales
Bibliografische Information der Deutschen Nationalbibliothek: Die Deutsche Nationalbibliothek verzeichnet diese Publikation in der Deutschen Nationalbibliografie; detaillierte bibliografische Daten sind im Internet über http://dnb.d-nb.de abrufbar.
Alle in diesem Buch genannten Marken und Produktnamen unterliegen warenzeichen-, marken- oder patentrechtlichem Schutz bzw. sind Warenzeichen oder eingetragene Warenzeichen der jeweiligen Inhaber. Die Wiedergabe von Marken, Produktnamen, Gebrauchsnamen, Handelsnamen, Warenbezeichnungen u.s.w. in diesem Werk berechtigt auch ohne besondere Kennzeichnung nicht zu der Annahme, dass solche Namen im Sinne der Warenzeichen- und Markenschutzgesetzgebung als frei zu betrachten wären und daher von jedermann benutzt werden dürften.

Information bibliographique publiée par la Deutsche Nationalbibliothek: La Deutsche Nationalbibliothek inscrit cette publication à la Deutsche Nationalbibliografie; des données bibliographiques détaillées sont disponibles sur internet à l'adresse http://dnb.d-nb.de.
Toutes marques et noms de produits mentionnés dans ce livre demeurent sous la protection des marques, des marques déposées et des brevets, et sont des marques ou des marques déposées de leurs détenteurs respectifs. L'utilisation des marques, noms de produits, noms communs, noms commerciaux, descriptions de produits, etc, même sans qu'ils soient mentionnés de façon particulière dans ce livre ne signifie en aucune façon que ces noms peuvent être utilisés sans restriction à l'égard de la législation pour la protection des marques et des marques déposées et pourraient donc être utilisés par quiconque.

Coverbild / Photo de couverture: www.ingimage.com

Verlag / Editeur:
Presses Académiques Francophones
ist ein Imprint der / est une marque déposée de
OmniScriptum GmbH & Co. KG
Heinrich-Böcking-Str. 6-8, 66121 Saarbrücken, Deutschland / Allemagne
Email: info@presses-academiques.com

Herstellung: siehe letzte Seite /
Impression: voir la dernière page
ISBN: 978-3-8381-4575-4

Zugl. / Agréé par: Université Victor Segalen Bordeaux 2, Décembre 2010

Copyright / Droit d'auteur © 2014 OmniScriptum GmbH & Co. KG
Alle Rechte vorbehalten. / Tous droits réservés. Saarbrücken 2014

Sommaire

INTRODUCTION GENERALE   1

Chapitre 1 - MISE AU POINT ET VALIDATION DE METHODES DE DETERMINATION DES ANTIBIOTIQUES ADAPTEES AUX ETUDES PHARMACOCINETIQUES/PHARMACODYNAMIQUES IN VITRO   5

EXTRACTION EN LIGNE DE MILIEUX BIOLOGIQUES   5

I– REVUE DE LA LITTERATURE   5

II – TRAVAUX DE RECHERCHE REALISES   7
    1- Système adapté à l'injection de plasma   8
    2- Système adapté à l'injection de milieux de culture simples pour la croissance bactérienne   12
    3- Articles publiés   14
       3.1- Détermination de la ciprofloxacine dans le plasma et le bouillon Mueller-Hinton   14
       3.2- Détermination de la moxifloxacine dans le bouillon Mueller-Hinton   15
       3.3- Détermination simultanée de la levofloxacine, de la gatifloxacine et de la moxifloxacine dans le sérum   15
       3.4 – Détermination du linézolide dans le bouillon Mueller-Hinton   15

Chapitre 2- DEVELOPPEMENT D'UN
MODELE PHARMACODYNAMIQUE IN VITRO SIMULANT
LA PHARMACOCINETIQUE HUMAINE DES ANTIBIOTIQUES   17

I - *REVUE DE LA LITTERATURE SUR LES MODELES PHARMACOCINETIQUES / PHARMACODYNAMIQUES (PK/PD) IN VITRO*   17

   1- *Modèles PK/PD*   17

      1.1- Modèles à un compartiment   18

      1.2- Modèles à deux compartiments   24

          1.2.1- Modèle de Murakawa et coll.   24

          1.2.2- Modèle de Toothaker et coll.   25

          1.2.3- Modèle capillaire à deux compartiments ou modèle de Blaser   26

   2- *Simulation simultanée des cinétiques sériques de deux médicaments ayant des demi-vies différentes*   29

II – *DEVELOPPEMENT D'UN NOUVEAU MODELE : SIMULI-PHARM 1*   30

   Article publié   36

III – *PERSPECTIVES*   37

   A/ L'adaptation à l'association de deux antibiotiques ou celle d'un antibiotique et d'un inhibiteur de pompe d'efflux, en simulant simultanément les profils cinétiques spécifiques des deux molécules   **37**

B/ Le développement de modèles de microdialyse pour l'obtention de données de cinétiques tissulaires chez l'homme ou l'animal en vue d'une simulation in vitro   **41**

C/ L'adaptation du modèle à la culture continue de Plasmodium falciparum et son application à l'optimisation des thérapeutiques antipaludiques mettant en œuvre l'association des dérivés de l'artémisinine et d'autres antipaludéens   **41**

Chapitre 3 – ACTIVITE DES ANTIBIOTIQUES ET EVALUATION DU PHENOMENE D'EMERGENCE DE MUTANTS RESISTANTS   **49**

I – INTRODUCTION   **49**

II – TRAVAUX DE RECHERCHE REALISES   **50**

1- Fluoroquinolones   **50**

1.1- Activité comparée de la ciprofloxacine et de la moxifloxacine sur *Stenotrophomonas maltophilia* et évaluation du risque d'émergence de mutants résistants   **51**

Article publié   **63**

1.2- Activité antibactérienne de la gatifloxacine sur des souches de *Staphylococcus aureus* possédant des niveaux de résistance variés à la ciprofloxacine   63

       Article publié   77

2- Oxazolidinones   78

       Etude de l'activité du linézolide sur des souches de *Staphylococcus aureus* et *d'Enterococcus faecalis* ayant ou non un phénotype hyper-mutateur   78

       Article publié   88

CONCLUSION GENERALE   89

REFERENCES BIBLIOGRAPHIQUES   91

INTRODUCTION GENERALE

Les méthodes usuelles de détermination de l'activité des anti-infectieux exposent généralement un inoculum d'agent pathogène en phase de croissance exponentielle à une concentration constante d'un ou plusieurs médicaments pendant un temps déterminé (89). De telles méthodes incluent, pour les bactéries, les tests de sensibilité sur disque, la détermination de la concentration minimale inhibitrice (CMI) et de la concentration minimale bactéricide (CMB) par la méthode de dilution, et les cinétiques de bactéricidie, et pour les parasites comme le *Plasmodium falciparum,* la détermination de la concentration inhibant 50% de la population parasitaire en présence de l'antipaludique (IC_{50}). Même la détermination de l'activité bactéricide chez les patients ou des volontaires recevant un antibiotique donné (mise en présence d'un prélèvement sérique et d'un inoculum bactérien) (100), permet seulement de vérifier l'activité antibiotique à un temps bien spécifique et une concentration unique du médicament. Cependant, durant le traitement des infections chez les patients, les bactéries se multipliant au site d'infection sont exposées à un continuel changement des concentrations des antibiotiques et quand deux médicaments différant par leurs demi-vies d'élimination sont administrés, le rapport des concentrations de ces médicaments change aussi (14).

Pour se rapprocher de la situation en clinique, des modèles animaux ont été proposés. Ces modèles ne reflètent pas réellement la pharmacocinétique humaine. En effet, le volume de distribution, la demi-vie d'élimination ou la fixation protéique peuvent varier considérablement d'une espèce à l'autre (115). Ces inconvénients ont conduit au développement de modèles animaux dits « humanisés » (21, 86). Un pousse-seringue piloté par ordinateur permet de réaliser des perfusions à débit variable, compensant la rapide élimination de l'antibiotique chez l'animal et de reproduire le profil cinétique de l'homme. Mais, ils ne résolvent pas le problème de différence inter-espèce de la fixation protéique.

Plusieurs modèles pharmacodynamiques *in vitro* incorporant les paramètres pharmacocinétiques ont été développés. La plupart de ces modèles simule les concentrations sériques, tissulaires ou urinaires atteintes après administration intraveineuse (IV), intramusculaire (IM) ou orale (PO), en présence ou en l'absence de protéines, de sérum, de leucocytes, etc.

Le domaine d'application des modèles pharmacocinétiques/pharmacodynamiques (PK/PD) *in vitro* est large (14) :
- ils permettent la comparaison de l'activité d'un composé nouvellement développé à celles d'anciens médicaments ;
- la simulation d'administrations répétées permet l'étude de l'émergence de résistance sous des conditions plus proches de la situation *in vivo* que dans les tests statiques conventionnels. Les vitesses de mutation en présence de concentrations cliniques variant en fonction du temps, peuvent être comparées pour des médicaments et des posologies variés ;
- en plus de leur utilisation pour les études précliniques, les modèles PK/PD *in vitro* sont appropriés à l'étude des schémas posologiques optima.
- ils peuvent être considérés comme simulant l'infection chez des patients neutropéniques car ils permettent l'étude de l'interaction doses – croissance bactérienne en l'absence de défenses de l'hôte (sérum, leucocytes) ;
- ils sont particulièrement utiles pour concevoir des schémas posologiques d'associations médicamenteuses. L'évaluation des interactions

synergiques et antagonistes au moyen de modèles pharmacodynamiques *in vitro*, considère non seulement la modification des concentrations de chaque composant de l'association en fonction du temps, mais aussi le fait que les ratios des deux ou trois médicaments peuvent changer dans le temps à cause des différences de vitesse d'élimination ;
- ils représentent un outil flexible dans l'étude de l'efficacité des médicaments. Les variables entrant en jeu lors du traitement, peuvent être contrôlés indépendamment. De tels paramètres incluent la posologie (dose, intervalle d'administration), la pharmacocinétique (volume de distribution, demi-vie), l'agent pathogène (inoculum, souche) ou les conditions de culture (composition du milieu de culture, pH, température, présence de protéines, de leucocytes, etc…). Leur influence sur le résultat de la rencontre entre l'agent pathogène et le médicament peut être analysée en dehors de l'hôte vivant ;
- ils peuvent être utilisés pour simuler la cinétique d'un antibiotique au niveau de la vessie dans le cas de traitement des cystites ;
- ils sont également utilisés pour l'évaluation de l'activité des antirétroviraux et des anticancéreux ;
- ils pourraient être une alternative aux modèles animaux d'infection.

Nos travaux de recherche ont été consacrés dans un premier temps, au développement d'un modèle PK/PD *in vitro* permettant une simulation plus précise du profil pharmacocinétique des antibiotiques que ne le permettent la plupart des systèmes proposés dans la littérature, puis son application à l'étude de l'activité de certains représentants de cette classe de médicaments. Nous l'avons validé sur le plan pharmacocinétique pour la ciprofloxacine, un antibiotique de la classe des fluoroquinolones en comparant les paramètres obtenus dans le modèle PK/PD *in vitro*, aux données humaines de référence. Puis nous l'avons utilisé pour comparer l'activité de la ciprofloxacine à celle d'une nouvelle fluoroquinolone, la moxifloxacine, sur *Stenotrophomonas maltphilia*, une bactérie responsable d'infections graves, souvent nosocomiales. Cette investigation a permis la validation du modèle au plan pharmacocinétique pour la moxifloxacine et au plan pharmacodynamique pour les deux fluoroquinolones. L'étude de l'émergence de mutants résistants en présence de ces deux fluoroquinolones a été réalisée.

Nous avons utilisé le modèle PK/PD pour évaluer l'activité antibactérienne de la gatifloxacine sur des souches de *staphylococcus aureus* présentant des niveaux de résistance variés aux fluoroquinolones.

La multi-résistance des bactéries est devenue un problème de santé publique et nécessite la recherche de nouvelles options thérapeutiques. Ainsi, la recherche de la maîtrise des infections dues à des germes à Gram positif a conduit au développement du linézolide, une oxazolidinone. L'objectif de notre étude a été d'élucider l'activité du linézolide sur des souches hyper-mutatrices de *S. aureus* et d'*Enterococcus faecalis*.

La lourdeur des expérimentations et le nombre important d'échantillons générés nous ont conduits à développer des méthodes de dosage rapides des composés en investigation. Notre choix s'est porté sur la chromatographie liquide haute performance avec extraction en ligne sur pré-colonne.

Le modèle existant peut être adapté à l'étude de l'activité des antipaludiques sur *P. falciparum* maintenu en culture continue.

Chapitre 1 –

MISE AU POINT ET VALIDATION DE METHODES DE DETERMINATION DES ANTIBIOTIQUES ADAPTEES AUX ETUDES PHARMACOCINETIQUES/PHARMACODYNAMIQUES *IN VITRO*

Lors la réalisation des études pharmacocinétiques / pharmacodynamiques in vitro, un grand nombre de prélèvements d'échantillons est effectué afin de suivre le profil cinétique simulé de l'antibiotique dans le compartiment périphérique du modèle où est confiné le germe à étudier, mais également dans le compartiment central où est administré l'agent antibactérien. Cela nécessite la mise en œuvre d'une méthode de dosage rapide, sensible et précise. Notre choix s'est porté sur la chromatographie liquide haute performance avec extraction en ligne sur pré-colonne. Une méthode est mise au point et validée pour chaque molécule étudiée.

EXTRACTION EN LIGNE DE MILIEUX BIOLOGIQUES

I – REVUE DE LA LITTERATURE

La préparation d'échantillons biologiques en vue de l'injection dans une chaîne chromatographique est généralement une procédure laborieuse et consommatrice de temps (56). Les méthodes de détermination par chromatographie liquide haute performance (CLHP) utilisent les techniques conventionnelles comme la précipitation des protéines (4, 32, 38, 56, 69), l'extraction liquide-liquide (27) ou liquide-solide sur cartouches (32, 38).

Cependant, les techniques d'injection directe avec extraction en ligne sur cartouche (23, 44) ou pré-colonne (29, 114) sont généralement préférables si les problèmes rencontrés lors de l'utilisation des méthodes conventionnelles, comme la perte de temps ou le risque de faible recouvrement peuvent être évités (29). L'utilisation de la technique sur pré-colonne est moins onéreuse du point de vue de l'appareillage nécessaire mais également des consommables.

La méthode, initialement développée par Roth et coll. (91), consiste à une injection directe du milieu biologique avec extraction en ligne sur pré-colonne grâce à un système de commutation de vanne. Après injection de l'échantillon et transfert de l'analyte vers la pré-colonne où il est retenu, le système est purgé par une phase mobile de faible force éluante. Les composants de la matrice sont ainsi évacués vers la « poubelle ». Dans un deuxième temps, une phase mobile, à pouvoir d'élution plus élevé, permet le transfert de l'analyte de la pré-colonne vers la colonne analytique dans laquelle il fait l'objet d'une séparation chromatographique, afin d'être quantifié. La dernière étape correspond à la phase de ré-conditionnement de la pré-colonne.

Cette technique permet une importante économie de temps au niveau de l'étape de traitement des échantillons et réduit les manipulations. Son principal inconvénient est la perte de charge au niveau de la pré-colonne et/ou de la colonne analytique en cas de micro-précipitation des protéines ou de leur adsorption sur les frités en tête de colonne ou sur la phase stationnaire, entraînant la détérioration des performances de la colonne (67). Différentes solutions ont été proposées pour parer à cet inconvénient :

- l'utilisation de silice à surface interne à polarité de phases inversée (internal surface reversed-phase, ISRP) : dans ce type de phase stationnaire introduite par Hagestam et Pinkerton (50), la surface externe

des particules est hydrophile et n'adsorbe pas les protéines, alors que la surface interne est hydrophobe. Ces phases sont préparées par greffage d'un di- ou d'un tripeptide hydrophobe (GLY-PHE ou GLY-PHE-PHE) sur le support de silice. Le support est ensuite incubé avec de la carboxypeptidase qui rompt les liaisons peptide en surface et libère les groupements acide carboxylique. A cause de l'exclusion stérique, l'enzyme ne peut pas entrer dans les pores des particules de silice et ainsi, la surface interne garde son caractère hydrophobe. Les grosses molécules protéiques sont exclues des pores de la silice et sont éluées pratiquement dans le volume mort de la colonne ;
- l'utilisation d'une batterie de pré-colonnes reliées à un système de sélection (114). Lorsque la pression dans la pré-colonne en service atteint une valeur prédéfinie, un moniteur de pression monté en ligne, envoie l'information au sélecteur de pré-colonne qui commute pour diriger le flux liquidien vers la suivante, dès qu'il reçoit le signal de fin de l'analyse en cours ;
- le passage dans la pré-colonne, durant l'injection, d'une phase mobile de dilution de l'échantillon, favorisant la solubilisation des protéines. Sholl et coll. (97) ont dosé la ciprofloxacine dans des échantillons biologiques comme le sérum, la bile et l'urine par injection directe après simple dilution avec une solution d'acide orthophosphorique 0,033 M.

II – TRAVAUX DE RECHERCHE REALISES

Une méthode de CLHP en phase inverse, a été mise au point et validée pour chaque molécule en investigation (ciprofloxacine, moxifloxacine, gatifloxacine et linézolide), avant les essais de simulation dans le modèle PK/PD *in vitro*.

Les méthodes développées permettent une injection directe de plasma et/ou de milieu de culture Mueller-Hinton, avec extraction en ligne sur pré-colonne, grâce à un ou deux systèmes de commutation de vanne et détection fluorimétrique ou dans l'ultraviolet.

1- Système adapté à l'injection de plasma (3)

Le système comprend un injecteur automatique, deux commutateurs de vanne munis d'une vanne Rheodyne à 6 ports et trois pompes. L'une des pompes permet la programmation de la commutation des vannes.

La pré-colonne (PC) est une LiChrocart 4-4 remplie de LiChrospher 100 RP-18 ou RP-8, 5 µm (Merck-Clevenot, Nogent-sur-Marne, France). En fonction de la polarité de la molécule étudiée, la colonne analytique (150 x 4.6 mm D.I.) est remplie avec une phase stationnaire C_8 ou C_{18}; 5µm. Un filtre Upchurch de 5 µm de porosité est placé en tête de colonne.

Suivant le type d'injecteur automatique utilisé, un volume de 10 à 50 µl d'échantillon est suffisant pour réaliser l'analyse quantitative.

La détection est réalisée avec un détecteur fluorimétrique ou UV selon les propriétés spectrales de la molécule étudiée.

L'acquisition des données est réalisée grâce à un intégrateur.

L'extraction en ligne et l'analyse chromatographique comportent les quatre étapes suivantes (Fig. 1) :
- étape I (vannes 1 et 2 en position de charge) : injection de l'échantillon et dilution des protéines dans la phase mobile 1 qui est une solution

d'acide orthophosphorique à 173 mM. L'analyte est transféré dans la pré-colonne (PC) où il est retenu ;
- étape II (vanne 1 en position de charge et vanne 2 en position injection) ; la pré-colonne est purgée avec la phase mobile 2 à faible pouvoir éluant. L'analyte reste fixé dans la pré-colonne alors que les autres constituants de l'échantillon sont éliminés directement dans la poubelle ;
- étape III (vanne 1 en position injection et vanne 2 en position de charge) : la phase mobile 3 à pouvoir éluant plus élevé, permet le décrochage de l'analyte de la pré-colonne et son introduction dans la colonne analytique (CA) où il subit la séparation chromatographique en vue de sa quantification ;
- étape IV (vannes 1 et 2 en position de charge) : la PC est rééquilibrée par la phase mobile 1.

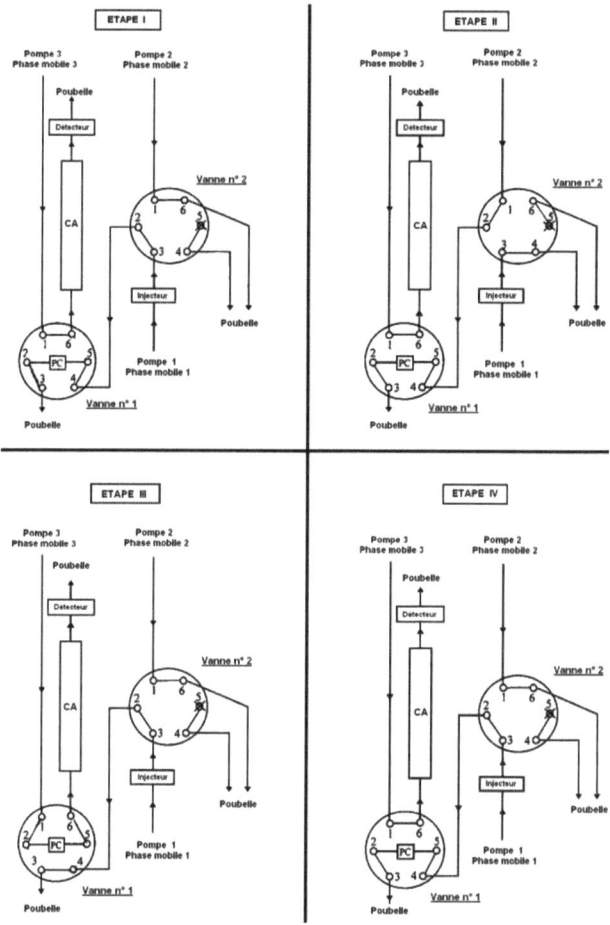

Figure 1 : Schéma du système de commutation à deux vannes adapté à l'injection de plasma
PC : Pré-colonne
CA : Colonne analytique

La méthode mise au point pour le dosage de la ciprofloxacine dans le plasma et le bouillon Mueller-Hinton (BM-H), a conduit aux résultats suivants :
- la limite de quantification définie comme la concentration correspondant au rapport signal / bruit de fond de 10 :1 est de 0,0078 µg/ml. A cette concentration, les coefficients de variation intra-essais pour le plasma et le bouillon Mueller-Hinton (BM-H) sont respectivement de 3,2 % (n = 9) et de 14,04 % (n = 7), avec une déviation par rapport à la valeur nominale de +4,36% (n = 9) et –1,92 %, respectivement. La précision inter-essais et la déviation par rapport à la valeur nominale sont respectivement de 5,00 % et -2,00 % pour le plasma (n = 8) et respectivement de 7,07 % et -0,38 % pour le BM-H (n = 8) ;
- le pourcentage d'extraction varie de 86,77 ± 2,78 % à 98,07 ± 9,90 % (n =6) pour le plasma et de 76,52 ± 2,72 % à 86,54 ± 3,23 % (n = 6) pour le BM-H, dans une plage de concentrations comprise entre 0,078 et 1,25 µg/ml ;
- des chromatogrammes types obtenus à partir de plasma « blanc » et de surnageant d'une suspension de *Klebsiella pneumoniae* après une incubation de 24 h à 37°C, n'ont pas montré de pics interférant avec celui de la ciprofloxacine ;
- aucun pic interférant n'a été observé après injection dans le système chromatographique, de solutions de co-médications potentielles comme les céphalosporines (cefotaxime, ceftazidime, ceftriaxone, cefizoxime) ou les aminosides (amikacine, tobramycine, gentamicine) ;
- le nombre limite d'injection dans la pré-colonne avant son remplacement pour perte de charge importante dépend du volume d'injection. Ainsi, des pré-colonnes LiChrocart 4-4 remplie de LiChrospher 100 RP-18 ou RP-8, 5 µm, ont permis jusqu'à 150 injections d'échantillons plasmatiques ou de milieux de culture d'un volume de 40 µl. Par ailleurs, il n'a pas été

noté d'effet mémoire lors de séries d'injections et la durée de vie de la colonne analytique a été similaire à celle obtenue lors de l'utilisation d'une méthode d'extraction liquide-liquide conventionnelle ;
- la simulation dans le modèle PK/PD *in vitro*, de l'administration orale d'une dose de 750 mg de ciprofloxacine toutes les 12 h pendant 48 h a nécessité 65 prélèvements de milieu de culture dans les deux compartiments du modèle (central et périphérique) et le dosage des échantillons a pu être réalisé et finalisé parallèlement à l'expérimentation. La durée de l'extraction et de l'analyse de chaque échantillon a été de 15 min.

2- Système adapté à l'injection de milieux de culture simples pour la croissance bactérienne

Le système (Fig. 2) est composé d'un injecteur automatique associé à deux pompes délivrant les phases mobiles 1 (dépôt de l'échantillon dans la pré-colonne et lavage) et 2 (décrochage du composé fixé sur la pré-colonne et envoi dans la colonne analytique puis séparation chromatographique), respectivement. Un système de commutation électrique muni d'une vanne Rheodyne à 6 ports est contrôlé par le biais de la pompe 1. Les autres éléments du système (pré-colonne, colonne analytique, filtre) sont identiques à ceux du système précédent.

La durée totale d'une analyse requiert 12 à 17 minutes et inclue les 3 étapes suivantes :

Etape 1 : (0-2 min, valve en position de charge)

Injection de l'échantillon et transfert de l'analyte vers la pré-colonne où il est retenu. La pré-colonne est purgée avec la phase mobile 1, les composants de la matrice sont ainsi évacués vers la « poubelle ».

Etape 2 : (2-11/15 min, valve en position d'injection)

La phase mobile 2 présentant un pouvoir d'élution plus élevé permet le transfert de l'analyte de la pré-colonne vers la colonne analytique dans laquelle il fait l'objet d'une séparation afin d'être quantifié.

Etape 3 : (11/15-12/17 min, valve en position de charge)

La pré-colonne est reconditionnée avec de la phase mobile 1 avant la prochaine injection.

Les performances de ce système ont été identiques à celles du montage adapté à l'injection de plasma.

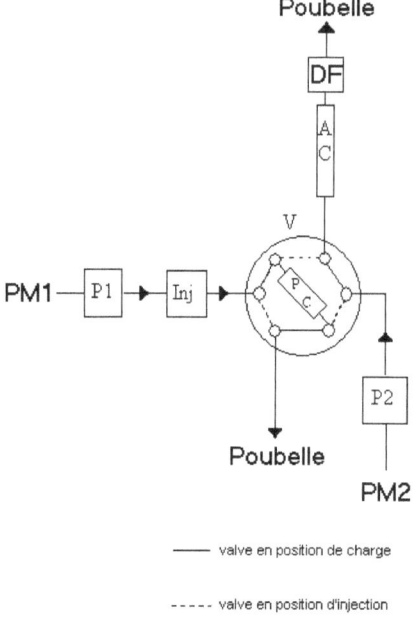

Figure 2 : Schéma du système de commutation à une vanne adapté à l'injection de milieux de culture simples.

>PM1 et PM2 : phases mobiles 1 et 2 ; P1 et P2 : pompes 1 et 2 ; Inj : injecteur automatique ; PC : pré-colonne ; V : vanne ; CA : colonne analytique ; DF : détecteur fluorimétrique.

3- Articles publiées

3.1 – Détermination de la ciprofloxacine dans le plasma et le bouillon Mueller-Hinton

Ba, B.B., D. Ducint, M. Fourtillan, M.C. Saux. 1998. A fully automated high-performance liquid chromatography of ciprofloxacin with direct injection of plasma and Mueller-Hinton broth for pharmacokinetic/pharmacodynamic studies. *J. Chromatogr. B* **714**:317-324.

3.2 – Détermination de la moxifloxacine dans le bouillon Mueller-Hinton

Ba, B.B., R. Etienne, D. Ducint, C. Quentin, M.C. Saux. 2001. Determination of moxifloxacin in growth media by high-performance liquid chromatography. *J. Chromatogr. B* **754**:107-112.

3.3 – Détermination simultanée de la levofloxacine, de la gatifloxacine et de la moxifloxacine dans le sérum

NGuyen, H.A., J. Grellet, B.B. Ba, C. Quentin, M.C. Saux. 2004. Simultaneous determination of levofloxacin, gatifloxacin and moxifloxacin in serum by liquid chromatography with column switching. *J. Chromatogr. B* **810**:77-83.

3.4 – Détermination du linézolide dans le bouillon Mueller-Hinton

Ba, B.B., B. Bikie Bi Nso, C. Quentin, M.C. Saux. 2007. Determination of linezolid in growth media by high-performance liquid chromatography with on-line extraction. *J. Chromatogr. B Analyt. Technol. Biomed. Life Sci.* **854**:104-108.

Chapitre 2 –

DEVELOPPEMENT D'UN MODELE PHARMACODYNAMIQUE *IN VITRO* SIMULANT LA PHARMACOCINETIQUE HUMAINE DES ANTIBIOTIQUES

I – REVUE DE LA LITTERATURE SUR LES MODELES PHARMACOCINETIQUES/PHARMACODYNAMIQUES (PK/PD) *IN VITRO*

1- Modèles PK/PD (14)

Les différents systèmes proposés se répartissent en modèles à un et à deux compartiments. L'un des premiers décrits dans la littérature fut le modèle de la vessie, permettant de simuler le traitement des cystites (49, 76). Ce système a été utilisé pour étudier l'effet de l'excrétion urinaire et de la miction sur la croissance bactérienne au niveau de la vessie. Le modèle de cystite est basé sur le principe que l'infection est confinée dans la vessie et l'urine infectée est diluée par de l'urine fraîche arrivant par l'uretère. Si le résidu vésical après miction, est suffisamment faible, cette dilution entraînera une chute de la concentration bactérienne malgré une multiplication continue du germe. La vessie se remplissant à nouveau, l'effet de dilution due à l'urine fraîche, diminue progressivement et la concentration bactérienne finit par croître à nouveau. Lors d'un traitement antibiotique, cette population bactérienne est exposée à une fluctuation des concentrations du médicament, qui varient selon l'agent antibactérien utilisé, la dose et la fréquence d'administration.

1.1- Modèles à un compartiment

Le premier modèle reproduisant les taux plasmatiques *in vivo* des antibiotiques a été développé par San Filippo et Morvillo en 1968 (95). L'appareillage est composé de deux flacons reliés par une tubulure et dont l'un contenait une suspension bactérienne à laquelle est rajouté l'antibiotique. Le second flacon contenait du milieu de culture exempt d'antibiotique et permettait la dilution du contenu du premier grâce à une pompe péristaltique. Des échantillons de la suspension bactérienne sont prélevés au cours du temps pour une mesure turbidimétrique ou une numération de germes viables. Ce modèle ne permettait pas d'obtenir une dilution exponentielle de la concentration de l'antibiotique.

Otaya et coll. en 1976 (80) et Grasso et coll. en 1978 (47), remédièrent à cet inconvénient en développant un modèle comportant un système d'élimination permettant de garder un volume constant dans le compartiment de culture (Fig. 3).

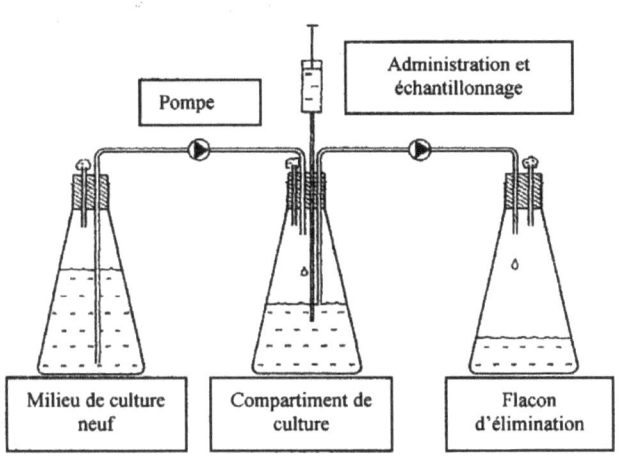

Figure 3. Modèle à un compartiment comportant un système d'élimination

Pour la plupart des antibiotiques, les cinétiques sériques humaines peuvent être simulées adéquatement par une cinétique d'élimination d'ordre un qui résulte d'une décroissance exponentielle de la concentration du médicament dans le temps.

Dans le cas d'une administration intraveineuse rapide:

$$C = Coe^{-kelt} \qquad (1)$$

où C est la concentration, t le temps correspondant, kel la constante de vitesse d'élimination et Co la concentration à la fin de l'administration du médicament. Techniquement, la courbe concentration - temps peut être simulée par un modèle à un compartiment dans lequel un volume de distribution constant Vc est épuré avec un débit constant (Cl).

L'équation de la balance des masses peut s'écrire :

$$\frac{dM}{dt} = Me - Ms \qquad (2)$$

où M est la quantité du médicament dans le compartiment ;
Me la quantité entrant dans le compartiment ;
Ms la quantité sortant du compartiment.

Cette équation peut s'écrire en fonction de la concentration du médicament dans le compartiment central comme suit :

$$Vc\frac{dC}{dt} = -Cl.C \qquad (3)$$

L'équation (1) est la solution de l'équation différentielle linéaire du premier ordre avec une constante de vitesse définie comme suit :

$$kel = \frac{Cl}{Vc} \quad (\Rightarrow Cl = kel.Vc) \qquad (4)$$

La demi-vie du médicament est donnée par l'équation :

$$t_{1/2} = \frac{\ln 2}{kel} \quad (\Rightarrow kel = \frac{\ln 2}{t_{1/2}}) \qquad (5)$$

où *ln2* est le logarithme népérien de 2. La clairance du médicament est par conséquent calculée comme suit :

$$Cl = \frac{\ln 2 . Vc}{t_{1/2}} \qquad (6)$$

Le dispositif est placé dans une enceinte thermostatée à 37°C. Il consiste en 3 flacons reliés par des tubulures. La circulation du liquide s'effectue grâce à deux pompes péristaltiques.

A une suspension bactérienne en phase exponentielle de croissance est ajouté un antibiotique à une concentration maximale donnée au temps zéro et le contenu du compartiment de culture est dilué de façon exponentielle avec un milieu de culture stérile exempt d'antibiotique. Le débit de ce diluant est réglé de façon à simuler la demi-vie d'élimination du médicament chez l'homme. Il est par conséquent égal à la clairance calculée à partir du volume du compartiment et de la demi-vie de l'antibiotique (équation (6)).

Ce modèle à un compartiment représente la conception la plus simple d'un modèle pharmacodynamique. Des échantillons peuvent être prélevés dans le compartiment de culture pour la numération et les mesures de concentration du médicament.

Un inconvénient majeur de ce modèle est que l'antibiotique et la suspension bactérienne sont dilués simultanément. Le procédé de dilution se réfère à une simulation de la phagocytose. Cependant, compte tenu de la demi-vie de l'antibiotique considéré, l'effet de dilution peut varier de façon considérable.

Certains auteurs ont proposé de corriger mathématiquement la numération par le facteur de dilution (54, 109). L'effet de dilution peut être corrigé mathématiquement seulement si les cultures croissent ou décroissent exactement exponentiellement.

Dans le but de minimiser l'effet de dilution de l'inoculum bactérien, SHAH a modifié le modèle à un compartiment en incluant un filtre qui garde les bactéries dans le flacon (98, 99).

De façon similaire, SCHNEIDER et coll. ont rajouté un filtre ainsi qu'un photomètre pour d'une part prévenir la dilution et d'autre part permettre une mesure continue de la turbidité (96).

Les filtres avec des pores de dimension maximale inférieure à 0,5µm préviennent effectivement la dilution de l'inoculum pour la plupart des bactéries étudiées. Cependant de tels filtres tendent à se colmater, particulièrement durant les expérimentations nécessitant un inoculum important. La résistance au passage à travers le filtre augmentant pendant les expérimentations, un débit continu ne peut être obtenu avec les pompes péristaltiques. Des pompes volumétriques telles que les pompes à piston doivent être utilisées. Elles sont plus chères et nécessitent des procédures de stérilisation plus longues.

Pour maintenir la décroissance exponentielle des concentrations du médicament, les débits entrant et sortant du compartiment de culture doivent être exactement identiques. Techniquement, cela peut être obtenu avec un système qui consiste à avoir un compartiment hermétique et une pompe unique permettant à la fois la dilution et le vidange du compartiment de culture. Cependant, pour des cultures de bactéries aérobies, il est préférable d'utiliser des compartiments de culture ouverts sur l'atmosphère (à travers un filtre

0,22µm). De tels modèles requièrent deux pompes, l'une pour la dilution et l'autre pour la vidange. Il est difficile de maintenir des débits absolument constants pendant plusieurs jours avec des pompes péristaltiques. Par conséquent, la conception des modèles doit prévenir les changements de volume du compartiment de culture qui pourraient s'opérer durant les périodes d'instabilité du débit de l'une des pompes. Cela peut être obtenu en définissant le turnover du fluide dans le compartiment avec la pompe de remplissage et en réglant la pompe de vidange à un débit substantiellement plus élevé. Le niveau du fluide dans le compartiment sera ainsi défini par la hauteur à laquelle la tubulure de la pompe de drainage sera placée dans ce compartiment. Cette pompe pourra éliminer non seulement le milieu de culture mais également l'air contenu dans le compartiment. Une telle conception assure ainsi une oxygénation maximale de la culture. Cette technique est peu précise à cause de la non-planéité de la surface du liquide, le contenu du flacon étant agité en continu pour son homogénéisation.

Les antibiotiques peuvent être administrés dans le compartiment de culture sous forme de bolus I.V. ou sous forme de perfusion sur la période de temps désirée.

Grasso a introduit un modèle à un compartiment pour simuler la cinétique d'absorption d'ordre un comme il pourrait être obtenu suite à une dose orale ou intramusculaire (47). Ce modèle nécessite quatre flacons, un comme réservoir pour le milieu de culture exempt d'antibiotique, un comme compartiment d'absorption de l'antibiotique, un pour la culture bactérienne et un pour le milieu de culture éliminé. Tous sont connectés en série par des tubulures sur les parcours desquelles sont placées des pompes péristaltiques qui maintiennent un débit constant dans le système.

Le médicament est injecté dans le compartiment d'absorption. La perfusion continue de ce compartiment avec un milieu exempt d'antibiotique conduit à un lavage expérimental du médicament. Cette solution d'antibiotique à concentration variable dans le temps est drainée vers le flacon de culture bactérienne, conduisant à une courbe concentration - temps bi-exponentielle. La concentration maximale est atteinte au moment où les concentrations dans les compartiments d'absorption et de culture sont égales.

1.2- Modèles à deux compartiments

Pour la plupart des antibiotiques, la cinétique sérique après administration intraveineuse obéit à une décroissance mono-exponentielle durant la période de l'intervalle d'administration, reflétant la vitesse à laquelle le médicament est éliminé de l'organisme. Cependant, une étude détaillée de la décroissance initiale des taux sériques révèle une fonction bi-exponentielle, avec une courte phase de distribution suivant la fin de la perfusion et pendant laquelle la concentration chute selon une demi-vie plus courte.

1.2.1- *Modèle de Murakawa et coll. (75)*

Pour imiter fidèlement la décroissance bi-exponentielle de la cinétique sérique après administration I.V., Murakawa et coll. ont introduit le modèle à deux compartiments qui utilise un débit bidirectionnel entre les compartiments central et périphérique.

Au début de l'expérimentation, l'antibiotique et la bactérie sont placés dans le compartiment central du dispositif. Une décroissance bi-exponentielle de la concentration du compartiment central est obtenue grâce à l'agitation continue des contenus des deux compartiments et à la dilution simultanée avec un diluant exempt d'antibiotique. Ce modèle ne réalise pas la séparation de l'inoculum bactérien par une membrane perméable. Par conséquent, la suspension bactérienne est diluée lors de l'expérimentation.

Dans ce modèle comme dans ceux à un compartiment précédemment décrits, les bactéries sont exposées au changement des concentrations de l'antibiotique dans le but d'imiter l'exposition au profil de concentrations sériques chez l'homme. Cependant, il serait plus approprié pour le traitement de nombreuses infections, de considérer les variations des concentrations dans le temps qui imitent le profil de concentrations dans le liquide interstitiel ou les tissus plutôt que dans le sérum.

1.2.2- *Modèle de Toothaker et coll. (105)*

Ce modèle à deux compartiments consiste en des unités d'hémodialyse simulant l'exposition des bactéries aux concentrations tissulaires. Ce modèle permet l'interfaçage de deux compartiments de grand volume séparés par une membrane perméable. Les bactéries sont placées d'un côté de la membrane et l'antibiotique de l'autre. L'échange du médicament à travers la membrane permet la simulation de la cinétique d'exposition des bactéries à l'antibiotique dans le compartiment tissulaire.

1.2.3- Modèle capillaire à deux compartiments ou modèle de Blaser (13)

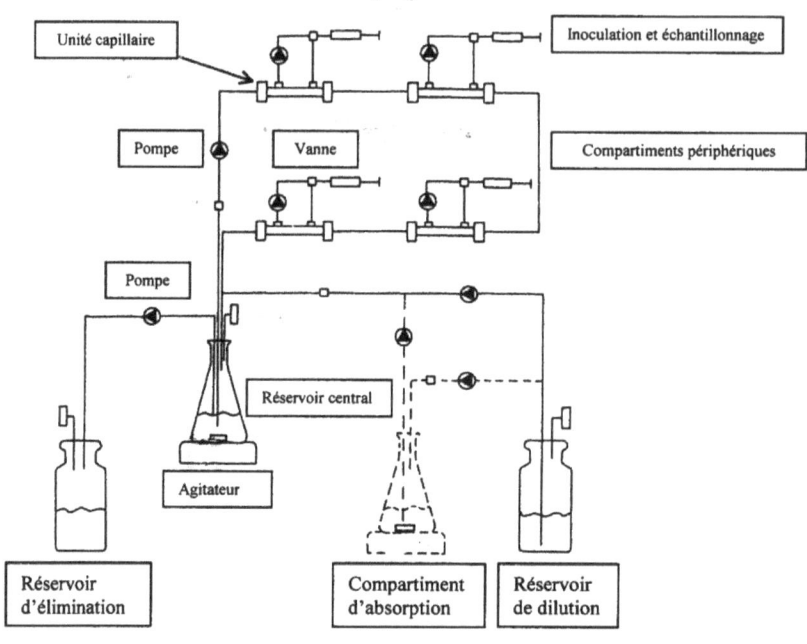

Figure 4. Modèle capillaire à deux compartiments de Blaser

Dans ce modèle (Fig. 4), la circulation systémique est représentée par le compartiment central stérile et les sites d'infection extravasculaires sont représentés par les compartiments périphériques placés en série et inoculés avec la ou les bactéries à étudier.

Le compartiment central est constitué par les tubulures, la lumière des capillaires de l'unité capillaire et le réservoir central contenant un agitateur magnétique et communiquant avec le milieu ambiant à travers un filtre 0,22 µm. Le milieu contenant l'antibiotique est pompé du réservoir central vers la lumière des capillaires et retourne dans le réservoir central grâce à une pompe péristaltique réglée à un débit de 3 ml/min. Les tubulures sont en silicone SILASTIC® (DOW CORNING). Le volume total du compartiment central est maintenu constant et choisi en fonction de la pharmacocinétique désirée.

L'unité capillaire est composée d'une cartouche en polycarbonate à travers laquelle passe un paquet de 150 capillaires artificiels. Ces capillaires sont des fibres creuses en polysulfone, à paroi poreuse, se comportant comme une membrane à cut off 10000 daltons. Le compartiment périphérique fait interface avec le compartiment central grâce à la paroi poreuse des capillaires qui permet le passage bidirectionnel des antibiotiques mais prévient celui des grosses molécules ou des cellules bactériennes. Les bactéries sont placées grâce à un port d'inoculation et d'échantillonnage, dans la chambre externe des unités capillaires. Plusieurs unités capillaires sont placées en série et connectées au réservoir central.

Au niveau de chaque unité capillaire, une pompe péristaltique permet la circulation du mélange milieu de culture - antibiotique - bactéries à un débit de 3 ml/min à l'intérieur du compartiment périphérique d'un volume total de 10 ml. Le circuit présente une vanne à 3 voies permettant l'inoculation ou l'échantillonnage pour les mesures de concentration de l'antibiotique et la numération bactérienne. L'appareillage entier est placé dans un incubateur réglé à 37°C. L'échantillonnage adéquat peut être réalisé dans les conditions de stérilité.

Le compartiment central est gardé stérile et plusieurs espèces bactériennes peuvent être étudiées simultanément dans les différentes chambres périphériques et sans diluer l'inoculum.

Le médicament peut être administré en bolus intraveineux (IV) dans le compartiment central et aussi dans le compartiment d'apport supplémentaire si nécessaire. Dans le cas de perfusion, une seringue électrique est utilisée.

Le médicament diffuse dans les compartiments périphériques au travers de la membrane des fibres capillaires en fonction du gradient de concentration. La dose (D) du médicament est calculée à partir du volume total de distribution (compartiment central plus tous les compartiments périphériques) (Vtot) et du pic de concentration nominale (Cp) :

$$D = Cp.V_{tot} \qquad (7)$$

La clairance est donnée par la formule:

$$Cl = \frac{\ln 2.V_{tot}}{t_{1/2}} \qquad (8)$$

où *ln2* est le logarithme népérien de 2 ;
$t_{1/2}$ la demi-vie du médicament.

Ce modèle peut être modifié pour simuler l'administration orale ou intramusculaire de l'antibiotique (12, 47, 92). Dans ce cas, une chambre d'absorption est insérée dans le système et l'antibiotique est introduit dans ce flacon au temps zéro. La solution d'antibiotique dans le compartiment d'absorption est diluée continuellement et pompée vers le compartiment central.

Ce modèle permet l'étude de l'administration simultanée de deux médicaments à demi-vies différentes

2- Simulation simultanée des cinétiques sériques de deux médicaments ayant des demi-vies différentes (11)

L'administration simultanée de deux médicaments est fréquemment pratiquée en chimiothérapie à cause du potentiel synergique des associations. Lors des tests *in vitro* de l'effet de telles associations, les différences dans les propriétés pharmacocinétiques devraient être prises en considération.

Lorsqu'on a affaire au problème technique de simulation simultanée des cinétiques de deux médicaments ayant des demi-vies différentes, la clairance du système *in vitro* doit être réglée en fonction du médicament ayant la demi-vie la plus courte et par conséquent la clairance la plus grande (médicament A). De cela résultera une décroissance des concentrations des deux médicaments selon des demi-vies identiques. Pour avoir des demi-vies différentes pour les deux médicaments, celui ayant la demi-vie la plus longue (médicament B) doit être rajouté continuellement dans le compartiment central pour compenser ce qui est éliminé à cause d'une clairance trop grande du système.

Techniquement, cet apport compensatoire peut être réalisé grâce à un modèle à un compartiment (Fig. 5).

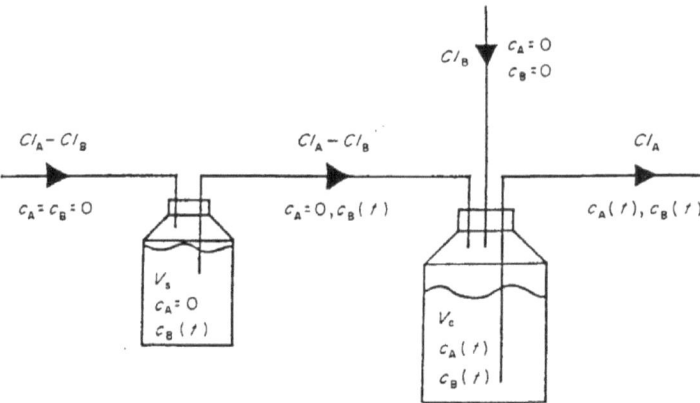

Figure 5. Modèle de simulation des profils cinétiques de deux médicaments à demi-vies différentes administrés en bolus IV.

II – DEVELOPPEMENT D'UN NOUVEAU MODELE : SIMULI-PHARM 1

Le modèle Simuli-PHARM 1 que nous avons développé (2), est inspiré du modèle capillaire à deux compartiments selon Blaser et coll. (13) auquel nous avons apporté un certain nombre d'améliorations (Fig. 6).

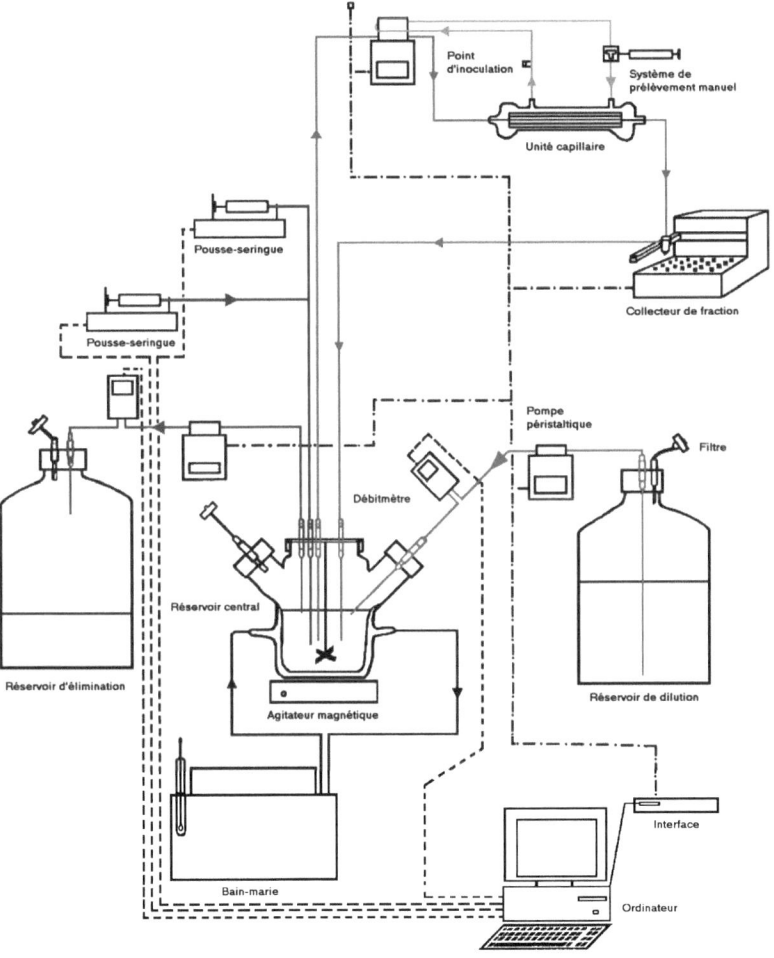

→ **Circuit du compartiment central**
→ **Circuit du compartiment périphérique**
→ **Circuit de dilution**
→ **Circuit d'élimination**
→ **Circuit d'administration de l'antibiotique**

Figure 6 : Simuli-PHARM 1, le nouveau modèle pharmacocinétique/pharmacocinétique développé.

Un logiciel écrit en C+, permet le pilotage de l'ensemble des appareils.

Les spécifications de ce modèle portent sur :

- *le(s) pousse-seringue(s)*

La simulation de l'administration orale dans le modèle de Blaser (12), fait appel à un compartiment d'absorption relié d'une part, au réservoir central et d'autre part, à un réservoir de diluant. Une bonne maîtrise des débits d'un tel système est difficile à obtenir. Par conséquent, nous avons remplacé ce compartiment d'absorption par un pousse-seringue piloté par ordinateur. Le logiciel de pilotage développé permet grâce au même pousse-seringue, la simulation des différentes modalités d'administration (peros, perfusion intraveineuse à débit constant, bolus IV, administration intramusculaire) selon le mode unique ou réitéré.

- *Les pompes péristaltiques de dilution et d'élimination*

La plupart des modèles présentés dans la littérature utilise la technique de dilution continue pour simuler le profil cinétique des antibiotiques. Cette technique nécessite l'utilisation de deux pompes, une pour l'ajout de milieu de culture et l'autre pour l'élimination. Les débits de ces deux pompes doivent être rigoureusement identiques, permettant ainsi de maintenir constant, le volume de milieu de culture dans le réservoir central. Compte tenu du coût élevé des pompes volumétriques et des difficultés que pose leur stérilisation, des pompes péristaltiques sont généralement utilisées. Cependant, il est difficile de maintenir constant le débit des pompes péristaltiques pendant une expérimentation de longue durée comme celle de l'étude d'émergence de mutants résistants (minimum 48 h). En effet, le frottement des tubes débitmétriques contre les galets des pompes, modifie leurs caractéristiques physico-chimiques. La conséquence est une modification de leur diamètre et donc du débit. L'innovation que nous avons apportée est l'asservissement par ordinateur des deux pompes péristaltiques dont les débits sont continuellement contrôlés par deux débitmètres avec interface RS 232. Les informations recueillies par les débitmètres sont transmises à l'ordinateur qui, par rétro-contrôle, corrige les vitesses des pompes et par conséquent, leurs débits.

Dans les modèles à deux compartiments proposés dans la littérature, la cinétique plasmatique de l'antibiotique est simulée seulement dans le compartiment central et les concentrations en contact avec le germe dans le compartiment périphérique et supposées représenter celles des tissus ne sont pas maîtrisées. Notre modèle est conçu de manière à reproduire le même profil cinétique de l'antibiotique aussi bien dans le compartiment central dans lequel il est introduit en simulant les différentes modalités d'administration, que dans le compartiment périphérique où est confiné le germe à étudier. Cette configuration permet une meilleure maîtrise des concentrations en contact avec le germe. Ainsi, des cinétiques plasmatiques ou tissulaires peuvent être simulées selon les paramètres spécifiques utilisés.

Notre modèle simule le profil cinétique complet (phases d'absorption, de distribution et d'élimination) des antibiotiques contrairement à certains systèmes proposés (6, 35, 39, 45, 65, 68, 81, 94, 104) dans lesquels, la quantité de médicament permettant d'atteindre la concentration plasmatique maximale, est introduite dans le compartiment central, puis une décroissance exponentielle selon la demi-vie d'élimination à la phase terminale du médicament est réalisée grâce aux pompes de dilution et d'élimination. Ces systèmes ne tiennent donc pas compte des phases de distribution dans le cas d'antibiotiques obéissant à un modèle pharmacocinétique à deux compartiments.

- *La pompe péristaltique pour la circulation du milieu de culture dans les deux compartiments*

Une pompe à deux canaux est utilisée pour assurer la circulation dans les compartiments central et périphérique et permet l'établissement d'un équilibre des concentrations de l'antibiotique dans les deux espaces en moins de 5 min, temps inférieur aux intervalles de prélèvement des échantillons.

- *Le collecteur de fraction*

Pour contrôler la bonne superposition des profils cinétiques de l'antibiotique dans les deux compartiments, un collecteur de fraction permet d'effectuer des prélèvements de façon automatisée mais non stérile, sur le circuit du compartiment central.

Les prélèvements effectués manuellement et de façon stérile sur le circuit de compartiment périphérique, servent non seulement au dosage de l'antibiotique, mais également au dénombrement des germes par ensemencement sur boîtes de Pétri.

Lors de la validation pharmacocinétique du modèle mis au point, les paramètres pharmacocinétiques calculés à partir des concentrations de ciprofloxacine dans les compartiments central et périphérique du modèle PK/PD *in vitro* après simulation d'une perfusion d'une dose de 200 mg pendant 30 min et d'une administration orale de 500 mg (Tabl. 1), ont été comparés à des données humaines de référence.

Tableau 1 : Paramètres pharmacocinétiques moyens (± écart-type) obtenus à partir des concentrations mesurées dans les compartiments central (CCp) et périphérique (CCp) après simulation de l'administration d'une dose de 200 mg de ciprofloxacine par perfusion IV de 30 min et celle d'une administration orale de 500 mg, et données humaines de référence.

Parameters	Infusion			Oral administration		
	CCp $n=3$	PCp $n=3$	human data (Ref. 5) $n=6$ (C.I.M.)[a]	CCp $n=3$	PCp $n=3$	human data (Ref. 6) $n=6$ (C.I.M.)[a]
AUC_{0-12} (h × mg/L)	7.42 ±0.20	7.24 ± 0.22	–	5.88 ± 0.87	5.52 ± 0.88	–
$AUC_{0-\infty}$ (h × mg/L)	8.33± 0.20	8.13 ± 0.21	7.22 ± 1.77 (5.19–9.25)	6.76 ± 0.90	6.18 ± 1.06	9.90 ± 2.43 (7.11–12.65)
C_{max} (mg/L)	3.16 ± 0.18	3.20 ± 0.18	3.80 ± 0.62 (3.09–4.51)	1.70 ± 0.01	1.73 ± 0.02	2.30 ± 0.70 (1.50–3.10)
C_{12} (mg/L)	0.15 ± 0.005	0.15 ± 0.00	0.13 ± 0.04 (0.08–0.18)	0.12 ± 0.01	0.10 ± 0.02	0.20 ± 1.00 (0.00–1.17)
$t_{1/2\alpha}$ (h)	0.25 ± 0.01	0.25 ± 0.00	0.24 ± 0.009 (0.23–0.25)	0.44 ± 0.02	0.40 ± 0.09	–
$t_{1/2\beta}$ (h)	4.05 ± 0.007	4.09 ± 0.008	4.40 ± 0.91 (3.35–5.45)	4.87 ± 0.28	4.20 ± 0.31	3.90 ± 0.80 (2.98–4.82)
t_{max} (h)	0.91 ± 0.14	0.91 ± 0.14	1.25 ± 0.5 (0.68–1.82)			
t_{lag} (h)				0.22 ± 0.00	0.22 ± 0.00	–
K_a (h^{-1})				2.19 ± 0.49	2.10 ± 0.29	2.70 ± 1.22 (1.30–4.10)
Correlation coefficient	0.996 ± 0.0002	0.993 ± 0.003		0.992 ± 0.004	0.991 ± 0.005	–
Objective function F	0.038 ± 0.021	0.059 ± 0.028		0.079 ± 0.031	0.083 ± 0.030	–

[a]C.I.M., confidence interval of the mean (risk α = 0.05)-α.

On note une bonne reproductibilité des paramètres pharmacocinétiques lors de séries d'expérimentations, avec un coefficient de variation allant de 0 à 15,4% dans le cas de la simulation d'une perfusion et de 0 à 22,5% dans le cas d'une administration orale. Par ailleurs, pour le compartiment périphérique où est confiné le germe à étudier, les valeurs moyennes des paramètres, sont toujours situées dans les intervalles de confiance des données humaines correspondantes.

Article publié

Ba, B.B., A. Bernard, A. Iliadis, C. Quentin, D. Ducint, R. Etienne, M. Fourtillan, I. Maachi-Guillot, M.C. Saux. 2001. New approach for accurate simulation of human pharmacokinetics in an *in vitro* pharmacodynamic model: application to ciprofloxacin. *J. Antimicrob. Chemother.* **47:**223-227.

III – PERSPECTIVES

Le modèle développé peut être amélioré ou adapté selon trois orientations :

A/ *L'adaptation à l'association de deux antibiotiques ou celle d'un antibiotique et d'un inhibiteur de pompe d'efflux, en simulant simultanément les profils cinétiques spécifiques des deux molécules* :

L'association d'antibiotiques peut être légitime pour plusieurs raisons (71) :
- élargir le spectre antibactérien pour traiter en première intention, dans l'attente des résultats bactériologiques, une infection sévère, pour traiter une infection pluri-microbienne. Cet élargissement de spectre est d'autant plus utile que la grande majorité des prescriptions d'antibiotique sont empiriquement déterminées, et que les conséquences d'un éventuel échec sont souvent graves ;
- obtenir un effet synergique pour renforcer la bactéricidie : la gravité de l'infection, qu'elle soit liée à un terrain particulièrement compromis (sujet neutropénique, immunodéprimé), à un germe particulièrement résistant, à un site particulièrement difficile d'accès (endocardite, infection neuro-méningée, infection osseuse, infection sur matériel étranger), peut nécessiter un renforcement et/ou une accélération de la vitesse de bactéricidie. Cette synergie s'accompagne d'une amélioration notable des résultats cliniques et peut être considérée comme un pré-requis indispensable à la thérapeutique de certaines infections ;

- réduire éventuellement les doses des antibiotiques associés, d'où la possible diminution du risque d'effets indésirables ;
- prévenir l'émergence de mutants résistants : les facteurs favorisants l'émergence des bactéries résistantes sont :
    - l'espèce bactérienne (exemple : staphylocoques, *Enterobacter, Pseudomonas*) ;
    - l'antibiotique utilisé : certains antibiotiques, dont les mécanismes de résistance sont le plus souvent de déterminisme chromosomique, sont l'objet d'une fréquence de mutation élevée vers la résistance. L'émergence de mutants résistants au cours même de la thérapeutique sera d'autant plus précoce que l'inoculum bactérien au site de l'infection sera important. L'utilisation de ces antibiotiques ne peut se concevoir qu'en association.
    - La posologie insuffisante : dose unitaire trop faible ou intervalles d'administration trop longs ;
    - Le niveau de sensibilité initiale ;
    - L'existence d'un corps étranger (prothèse).

L'adaptation de notre modèle à l'association d'antibiotiques peut représenter un outil intéressant dans l'étude de cette voie thérapeutique dont les concepts et les effets sont encore discutés.

L'utilisation du modèle pharmacocinétique/pharmacodynamique pour juger de la valeur des associations d'antibiotiques, nécessite la prise en compte des différences de profil cinétique des deux antibactériens. En effet, dans un système classique, l'antibiotique qui a la demi-vie la plus courte, impose son profil au second. Par conséquent, *le développement d'un modèle mathématique adapté à ces cas de figure permettra de générer les paramètres de programmation des pousse-seringues et des pompes péristaltiques de dilution et d'élimination.* Le logiciel de pilotage sera modifié pour intégrer ces programmations et permettra le pilotage de deux à trois pousse-seringues pour la simulation des modalités d'administration en association.

L'adaptation du modèle PK/PD *in vitro* à l'association de deux ou trois médicaments, sera mise à profit pour simuler les combinaisons synergiques d'antibiotiques en présence de souches bactériennes à sensibilité diminuée à l'une des composantes.

Un exemple d'utilisation le modèle PK/PD *in vitro* en mode association est son application à l'optimisation du traitement des exacerbations infectieuses chez les sujets atteints de mucoviscidose.

La mucoviscidose est la plus fréquente des maladies génétiques mortelles dans les populations blanches avec une prévalence d'environ 1 sur 3000 naissances et concerne actuellement 5500 patients en France. L'insuffisance pulmonaire est responsable d'au moins 80% des décès liés à la mucoviscidose (78). Les exacerbations infectieuses doivent être traitées rapidement et efficacement afin de réduire l'attrition accélérée de la fonction pulmonaire. Les cliniciens traitant des sujets atteints de mucoviscidose, sont de plus en plus confrontés à l'infection par des souches multi-résistantes de *Pseudomonas aeruginosa* (46). En outre, des mutants résistants de *Burkholderia cepacia* et de *S. maltophilia* sont de plus en plus répandus.

Les infections dues à des souches multi-résistantes de *P. aeruginosa* peuvent être traitées avec succès par l'association de deux antibiotiques avec les mécanismes d'action différents. Habituellement la tobramycine est associée au méropénem à l'imipénem, au doripénem et / ou à la ceftazidime (25). La résistance à la colistine est rare et son association aux pénèmes et à la ceftazidime, contre les souches multi-résistantes de *P. aeruginosa* peut être envisagée.

Pour les sujets en phase terminale, la transplantation pulmonaire est le traitement de recours (36, 61). Au cours de la transplantation pulmonaire les mêmes antibiotiques sont utilisés. Par conséquent, des prélèvements de tissu pulmonaire permettront la détermination des concentrations des antibiotiques et l'établissement des profils cinétiques tissulaires qui seront ensuite simulés dans le modèle PK/PD *in vitro* en présence de souches multirésistantes de *P. aeruginosa*.

Chez les bactéries, l'expulsion des antibiotiques est un processus clé qui contribue largement à la notion de résistance multiple en limitant leur concentration intracellulaire chez les souches résistantes. Ce facteur a une grande incidence sur la réussite du traitement, et il justifie les nombreux travaux (53, 59, 62, 66, 93, 108) concernant la recherche et la caractérisation de molécules ayant une action inhibitrice sur l'efflux (pump efflux inhibitors).

Le modèle permettant les associations, pourra être utilisé pour l'évaluation des inhibiteurs des pompes d'efflux dans les conditions simulant la pharmacocinétique humaine.

B/ Le développement de modèles de microdialyse pour l'obtention de données de cinétiques tissulaires chez l'homme ou l'animal en vue d'une simulation in vitro

La plupart des infections tissulaires se situant au niveau de l'espace intercellulaire, la simulation des concentrations des antibiotiques dans le liquide interstitiel serait très utile, en particulier pour les antibiotiques à liaison protéique forte. Cela nécessite *la mise au point de méthodes de microdialyse des tissus mous de préférence chez l'homme ou à défaut chez l'animal vigile après administration de l'antibiotique*, afin d'obtenir les données nécessaires à la simulation de cinétiques tissulaires dans le modèle. L'association des deux techniques a été utilisée par l'unique équipe à notre connaissance, de Müller et coll., pour simuler les profils de cinétique tissulaire humaine des antibiotiques (20, 30, 74) ou des anticancéreux (73).

C/ L'adaptation du modèle à la culture continue de Plasmodium falciparum (projet SIMULI-PHARM 2) et son application à l'optimisation des thérapeutiques antipaludiques mettant en œuvre l'association des dérivés de l'artémisinine et d'autres antipaludéens

Le paludisme est l'une des maladies infectieuses les plus importantes touchant les êtres humains, en particulier dans les pays en développement (113). Il tue au minimum, entre 700000 et 2,5 millions de personnes chaque année et 75% des victimes sont des enfants africains (19). Depuis les premiers rapports sur la résistance de *P. falciparum* à la chloroquine en Asie du Sud et en Amérique du Sud, il y a environ un demi-siècle, le phénomène de résistance aux antipaludiques est devenu un problème majeur dans la lutte contre la malaria

(111). A la fin des années 1980, les résistances à l'association sulfadoxine-pyriméthamine et à la méfloquine ont été aussi prévalentes à la frontière entre le Cambodge et la Thaïlande et entre la Thaïlande et le Myanmar (Birmanie), entraînant la classification de ces régions parmi les zones à résistance multi-drogue ou MDR (multidrug resistance). La propagation de la résistance à la chloroquine en Afrique dans les années 1980 a été particulièrement grave dans l'Est du continent, où plusieurs pays sont passés à l'association sulfadoxine-pyriméthamine. L'efficacité cette association se dégrade progressivement et en particulier dans les foyers endémiques en Afrique de l'Est qui sont désormais classés en zones MDR émergentes (111).

Les associations thérapeutiques à base de dérivés de l'artémisinine sont actuellement les traitements de première intention du paludisme à *P. falciparum* et sont recommandées par l'Organisation Mondiale de la Santé (OMS) dans tous les pays d'endémie. Une diminution de l'efficacité de ces traitements a été récemment constatée sur la frontière entre la Thaïlande et le Cambodge, site historique de résistance aux antipaludiques (34). Des efforts urgents sont nécessaires pour allonger la durée de vie de ces associations et un des volets importants dans la lutte contre l'émergence de résistance est la prise en compte des relations entre la pharmacocinétique et la pharmacodynamie des antipaludiques.

Les stratégies de traitement antipaludique sont aujourd'hui basées sur les relations dose- activité, mais il y a un manque d'information sur les relations entre les données pharmacocinétiques et les objectifs pharmacodynamiques. La conséquence dans la pratique clinique est l'inadéquation des doses d'antipaludiques et l'émergence de mutants résistants.

La résistance de *P. falciparum* aux antipaludiques est évaluée par la réponse thérapeutique des tests *in vivo* de l'OMS, par des tests *in vitro* de mesure de la sensibilité intrinsèque de *P. falciparum* à l'inhibition de la croissance ou la maturation des schizontes en présence de la drogue, et par l'utilisation de marqueurs moléculaires associés à la résistance du parasite (82).

Les méthodes classiques statiques *in vitro* pour l'évaluation de l'activité antipaludique peuvent donner des informations sur la dose efficace pour tuer le parasite, mais ne permettent pas d'identifier la posologie adéquate à administrer à un patient. Les données de posologie nécessitent un concept dynamique qui ne peut s'obtenir qu'à travers des essais cliniques. Le coût des essais cliniques limite le nombre de ces enquêtes. Les tests *in vitro* statiques ne prennent pas en compte les propriétés pharmacocinétiques des médicaments. Les modèles PK/PD *in vitro* pourraient être une alternative pour ces inconvénients et permettre une meilleure approche des données cliniques, visant à mieux définir les schémas optima basés sur les associations combinant les dérivés de l'artémisinine à d'autres antipaludiques à demi-vies plus longues (Artemisinin Combined Therapy (ACT)). Ces modèles contrastent avec les techniques classiques de détermination de l'IC_{50} et de réalisation de courbes de croissance du parasite.

Sur la base du modèle existant, le développement d'un nouveau système permettant la croissance de *P. falciparum*, et l'étude d'association d'antipaludiques à base d'artémisinine peut être envisagé. L'objectif est de proposer des schémas nouveaux capables d'optimiser l'efficacité et de limiter la vitesse de développement de la résistance du parasite. Ces schémas thérapeutiques seront ensuite proposés pour les essais cliniques, pour évaluer l'efficacité du traitement *in vivo* et valider les données obtenues *in vitro*.

Plusieurs types de systèmes *in vitro* ont été développés dans lesquels les cellules ou les bactéries pathogènes sont cultivées dans un milieu approprié et exposées à la fluctuation des concentrations de médicaments de manière à simuler les profils cinétiques sériques obtenus chez l'homme après administration unique ou des doses multiples. Les résultats des études réalisées sur les antibiotiques, testés seul ou en association, se sont révélés utiles dans la conception des essais cliniques ultérieurs (10).

La simulation *in vitro* de la situation *in vivo* contribue à une meilleure compréhension du mode d'action et de l'activité des médicaments antipaludiques actuellement disponibles, pour une optimisation des schémas thérapeutiques (22). La connaissance des relations entre les propriétés pharmacocinétiques et pharmacodynamiques des médicaments antipaludiques est encore incomplète. La conséquence d'une meilleure définition des ces propriétés serait une meilleure évaluation de la réponse thérapeutique. Ce serait aussi une base solide pour la conception des schémas thérapeutiques antipaludiques (dose, fréquence et durée), la prédiction de l'échec d'un traitement, ou celle d'un schéma thérapeutique permettant de ralentir le développement de la résistance aux médicaments antipaludiques (110). Le modèle envisagé, entre bien dans le cadre de ces objectifs.

À notre connaissance, aucune étude *in vitro* simulant la pharmacocinétique *in vivo* de médicaments antipaludiques n'a été réalisée à ce jour. Dans l'étude de Bwijo et coll. (22), les parasites ont été seulement exposés alternativement aux pics et aux concentrations résiduelles de l'artémisinine et de la quinine pendant 3 et 4 h, respectivement, une ou deux fois par jour et pour 3, 5 ou 7 jours. Les cultures ont été suivies pendant 28-30 jours pour évaluer la viabilité des parasites. Les auteurs ont conclu que l'efficacité de l'artémisinine est surtout liée à la fréquence et la durée de l'exposition avec un minimum de 5 jours, et une administration deux fois par jour est nécessaire pour une plus grande efficacité, que l'efficacité de la quinine est plus dépendante de la concentration, et que même une administration sur une durée aussi courte que 3 jours, peut conduire à un traitement radical. Mapaba et coll. (64) ont étudié la relation entre les concentrations de quinine allant de 0,16 à 332 mmol/L et le temps d'exposition (de 12 à 168 h) nécessaire pour l'inhibition de *P. falciparum* (souche F32) dans une culture continue. Ils ont conclu que le taux d'élimination des parasites est dépendant de la concentration pour de faibles taux de quinine *in vitro*. Dès qu'un seuil de concentration de 0,65 à 2,6 mmol/L est atteint, c'est la durée d'exposition qui détermine l'élimination du parasite. Ces expériences suggèrent qu'il pourrait être préférable de réduire la dose plutôt que la durée du traitement dans les zones où *P. falciparum* est sensible à la quinine.

De nombreux facteurs peuvent contribuer à l'échec du traitement antipaludique, y compris une dose non adéquate, le non respect de la durée du traitement, la mauvaise qualité des médicaments, les interactions médicamenteuses, une faible résorption, ou un diagnostic erroné. Lorsque les taux sanguins sont en dessous de la concentration minimale inhibitrice (la concentration de médicament qui inhibe totalement la croissance du parasite), mais restent au-dessus de l'EC_5 (la concentration du médicament qui produit une inhibition de 5% de croissance du parasite), la sélection de parasites résistants se produit (15). La caractérisation des profils de concentration des médicaments antipaludéens est nécessaire pour optimiser la posologie, pour ainsi augmenter les taux de guérison, réduire la toxicité et l'apparition de résistances. L'optimisation des traitements actuels pourrait présenter des avantages majeurs en santé publique et est un préalable nécessaire à l'élimination du paludisme. Un traitement efficace du paludisme exige que la dose et la fréquence de l'administration du médicament antipaludique permettent de fournir un « profil concentration-temps» adéquat pour tuer tous les parasites dans l'organisme humain. Ce profil est déterminé par les propriétés pharmacocinétiques du médicament antipaludique. La pharmacocinétique des antipaludéens est souvent très différente d'un patient à l'autre et, par conséquent, doit être quantifiée avec précision pour toutes les populations cibles, particulièrement les jeunes enfants et les femmes enceintes (8, 101). La contribution du sous-dosage à l'échec des traitements antipaludiques a été sous-estimée. La plupart des schémas posologiques recommandés sont basés sur des études réalisées chez les adultes non enceintes. Les jeunes enfants et les femmes enceintes qui portent le fardeau le plus lourd du paludisme, ont le plus haut taux d'échec des traitements. Ceci a été attribué à une réduction de l'immunité, bien que les concentrations sanguines de nombreux antipaludiques soient nettement inférieures chez les femmes enceintes et les enfants par rapport à des adultes non enceintes. Par ailleurs, des études cliniques sur des doses plus élevées n'ont pas été menées. Les concentrations sub-thérapeutiques contribuent certainement à une moins bonne réponse au traitement et à l'émergence de résistance aux antipaludiques. Il ya un besoin urgent d'optimiser les schémas posologiques chez les nourrissons, les jeunes enfants et les femmes enceintes, tant pour améliorer les taux de guérison que pour prolonger la durée de vie de l'arsenal thérapeutique (8). Il est à noter que peu de données de tératogénéicité sont disponibles pour les antipaludiques. Ils sont par conséquent utilisés avec beaucoup de précaution chez la femme enceinte, de préférence après le 3e mois de grossesse. Dans les régions avec un bas niveau de résistance à l'association sulfadoxine-pyriméthamine (SP), ce médicament est recommandé pour le traitement de paludisme sans complication. La quinine est une alternative dans les régions où ni la chloroquine ni SP, ne sont efficaces, et c'est le médicament de choix pour le traitement de paludisme sans complication au cours du premier trimestre de la grossesse. Les médicaments qui ne doivent pas être utilisés au cours de la grossesse sont la tétracycline, la doxycycline, la primaquine, et l'halofantrine.

Le modèle PK/PD *in vitro* peut être un outil puissant pour évaluer les différents facteurs de l'échec thérapeutique antipaludique, et en particulier, l'émergence de mutants résistants de *P. falciparum* et les doses non optimisées comme lors de l'utilisation de certaines posologies standards ou des contrefaçons.

le modèle actuel est conçu pour la culture de bactéries. Le nouveau modèle doit être adapté à la culture en continue de *P. falciparum* selon la méthode de Trager et Jensen (107). Cette culture permet d'avoir le parasite se développant dans sa cellule hôte naturelle, l'érythrocyte humain, mais hors de l'être hôte. Le parasite pourra ainsi être exposé aux concentrations désirées de médicament(s) pendant la durée voulue, pour l'évaluation de l'inhibition (106). La culture continue de *P. falciparum* nécessite l'utilisation de RPMI 1640 tamponné par du HEPES et additionné de sérum humain, d'érythrocytes et de bicarbonate de sodium, et l'incubation à 37°C sous atmosphère de 5% de dioxyde de carbone (CO_2), 10% d'oxygène (O_2) et 85% d'azote (N_2).

Le compartiment central du modèle actuel sera remplacé par un bioréacteur muni de systèmes de contrôle et de régulation de la température, de la concentration du glucose, du pH, et des pourcentages des gaz CO_2, O_2 et N_2 (Fig. 7).

L'optimisation des thérapeutiques passe par la simulation de différents schémas posologiques en présence de souches sauvages et résistantes du parasite.

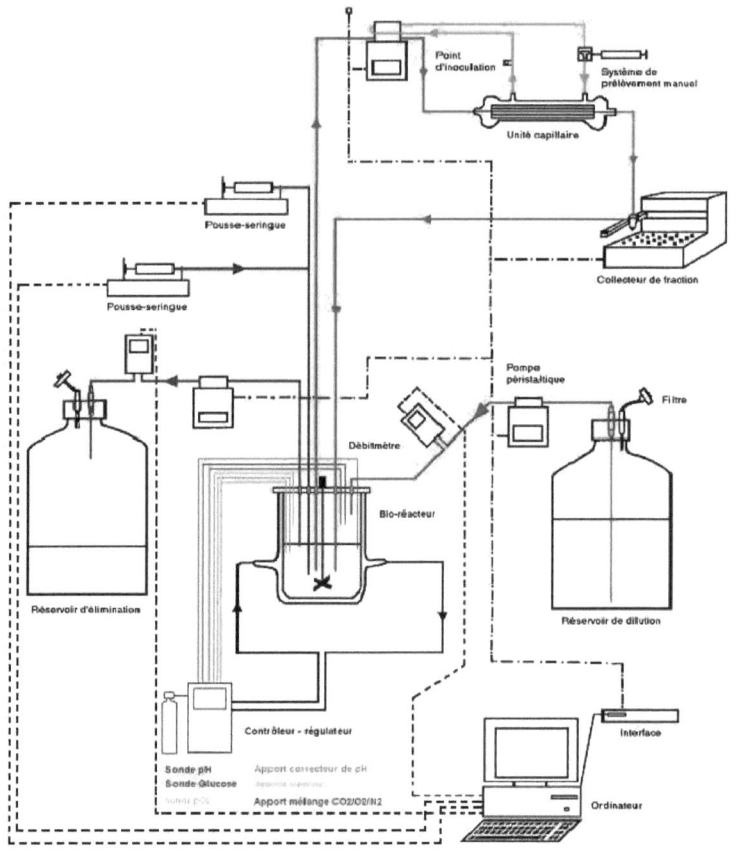

Figure 7 : Projet SIMULI-PHARM 2, modèle pharmacocinétique / pharmacodynamique *in vitro* adapté à la culture continue de *Plasmodium falciparum*

Chapitre 3 -

ACTIVITE DES ANTIBIOTIQUES ET EVALUATION DU PHENOMENE D'EMERGENCE DE MUTANTS RESISTANTS

I - INTRODUCTION

L'étude de la relation dose – effet des antibiotiques est particulière puisque la cible de l'antibiotique n'est pas l'hôte lui-même mais un troisième partenaire : la bactérie. Elle impose de prendre en compte les deux aspects de la pharmacologie des antibiotiques :
- la pharmacocinétique qui va transformer la dose administrée en concentrations sériques ou tissulaires au site de l'infection ;
- la pharmacodynamie, qui décrit la relation entre la concentration sérique ou au site de l'infection et l'effet antibactérien produit.

Le modèle que nous proposons prend en compte ces deux aspects et constitue un outil d'investigation intéressant lors du développement industriel de nouveaux médicaments car il permet d'anticiper l'effet des antibiotiques *in vivo* en fonction des voies d'administration et des souches bactériennes. De plus, il pourrait se substituer à certains modèles utilisant les animaux.

Les méthodes rapides de détermination des antibiotiques permettent de réduire de façon appréciable la charge de travail que représente la mise en œuvre de tels modèles.

L'avantage du modèle PK/PD que nous avons développé est sa grande flexibilité permettant la variation séparée des différents facteurs responsables de l'émergence de mutants résistants et l'évaluation de l'activité de l'antibiotique sous ces conditions, avec pour but final, l'optimisation des thérapeutiques.

II – TRAVAUX DE RECHERCHE REALISES

1 - FLUOROQUINOLONES

Le support génétique de la résistance acquise aux fluoroquinolones est uniquement chromosomique, par mutations dans des gènes de structure ou de régulation (52). Les quinolones traversent les membranes externe et cytoplasmique de la bactérie pour atteindre leurs cibles : les enzymes topoisomérases de type II que sont l'ADN gyrase et la topoisomérase IV. Ces enzymes tétramériques sont constituées de deux sous-unités : GyrA et GyrB pour l'ADN gyrase, ParC et ParE pour la topoisomérase IV (16).

Les principaux mécanismes de résistance aux fluoroquinolones sont :

- un défaut d'accumulation de l'antibiotique dans la bactérie, lié soit à la diminution de la perméabilité de la membrane externe, soit à la surexpression de systèmes d'efflux naturel multidrogue, principalement NorA;

- une absence d'affinité des cibles : des mutations dans la région QRDR (Quinolone Resistance Determining Region) des gènes GyrA et/ou ParC diminuent l'affinité des cibles pour les quinolones et entraînent la résistance à ces antibiotiques.

Il existe un effet cumulatif des mutations sur des gènes identiques ou différents, ce qui aboutit à la potentialisation de leurs effets et se traduit par l'augmentation des concentrations minimales inhibitrices (CMI). La prévention de la résistance acquise aux fluoroquinolones fait appel à deux grands types de mesures (52) :
- la prévention de la sélection sous traitement, de bactéries résistantes, au sein de populations bactériennes initialement sensibles, soit celles faisant l'objet du traitement, c'est-à-dire celles présentes dans les foyers infectieux, soit celles de la flore commensale ;
- la prévention de la diffusion des souches résistantes sélectionnées.

D'une manière générale, il y a un risque de sélection de mutants résistants au sein d'une population sensible (52) :
- si les mutants sont présents dans la population sensible ;
- si la concentration locale de l'antibiotique est supérieure à la CMI de l'antibiotique sur la population sensible, mais inférieure à la CMI de l'antibiotique sur les mutants résistants.

Ainsi, trois couples de facteurs en présence sont essentiels pour la sélection (52) :
- la proportion de mutants résistants et la taille de la population sensible ;
- la CMI de l'antibiotique sur la population sensible et celle sur les mutants résistants ;
- le site de l'infection et la pharmacocinétique de l'antibiotique.

1.1 – Activité comparée de la ciprofloxacine et de la moxifloxacine sur Stenotrophomonas maltophilia et évaluation du risque d'émergence de mutants résistants

Stenotrophomonas maltophilia est un bacille à Gram négatif aérobie strict non fermentaire. C'est un saprophyte ubiquitaire, que l'on trouve dans l'environnement hydrique et, plus fréquemment encore, dans le sol et les végétaux. C'est également un pathogène opportuniste, occasionnellement responsable d'infections graves, souvent nosocomiales survenant sur terrain fragile tels que les patients immunodéprimés et les sujets atteints de mucoviscidose (31, 48). Le traitement de ces infections est compliqué par une multi-résistance naturelle et acquise. Les trois traitements recommandés sont (31, 90) :

- l'association Ticarcilline – Acide clavulanique ;
- le cotrimoxazole ;
- la ciprofloxacine.

Avec ces trois traitements, le risque de sélection de mutants résistants est important.

La moxifloxacine est une quinolone de troisième génération active *in vitro* sur les Gram + et la cible principale étant le pneumocoque. Son activité *in vitro* est supérieure à celle des quinolones de deuxième génération comme la ciprofloxacine, sur les Gram +, les anaérobies et quelques aérobies stricts, dont *S. maltophilia* (9). Elle est reconnue pour diminuer la sélection de mutants résistants chez *E. coli*, *Staphylococcus aureus* et *Streptococcus pneumoniae* (5). Nous nous sommes demandés ce qu'il en est de à *S. maltophilia* et si elle pouvait constituer une véritable avancée par rapport à la ciprofloxacine pour le traitement des infections dues à ce germe et permettre de proposer le régime thérapeutique et/ou les associations d'antibiotiques les plus favorables.

Par conséquent, les deux traitements ont été comparés dans le modèle PK/PD *in vitro* sur les plans de la décroissance bactérienne et de l'émergence de mutants résistants, par simulation pendant 48 h, de leur administration orale aux posologies recommandées. Nous avons choisi de simuler l'administration orale de 750 mg de ciprofloxacine toutes les 12 h, et celle de 400 mg de moxifloxacine toutes les 24 h, ceux-là pendant 48 h. La voie d'administration orale a été choisie, pour la moxifloxacine, parce que c'est la seule forme actuellement disponible, et pour la ciprofloxacine, par simple cohérence scientifique.

La bactérie-test est la souche de *S. maltophilia* d'origine clinique et de phénotype sauvage Sm206, isolée des hémocultures d'un patient.

Les courbes des concentrations de ciprofloxacine en fonction du temps (Fig. 8) montrent une absorption rapide avec un pic de l'ordre de 3 µg/ml suivie par les phases de distribution et d'élimination. Les concentrations obtenues dans les deux compartiments sont similaires.

La courbe contrôle de croissance bactérienne en l'absence de ciprofloxacine (Fig. 8), a été exponentielle pendant les sept premières heures, puis stationnaire à 10^9 UFC/ml. En présence de ciprofloxacine (Fig. 8), on note une décroissance initiale de la population bactérienne de l'ordre de 1 log à la 4e heure, suivie d'une ré-croissance exponentielle pour atteindre environ 10^9 UFC/ml à partir de la 12e heure. L'effet bactéricide s'atténue progressivement lors des trois administrations supplémentaires de ciprofloxacine.

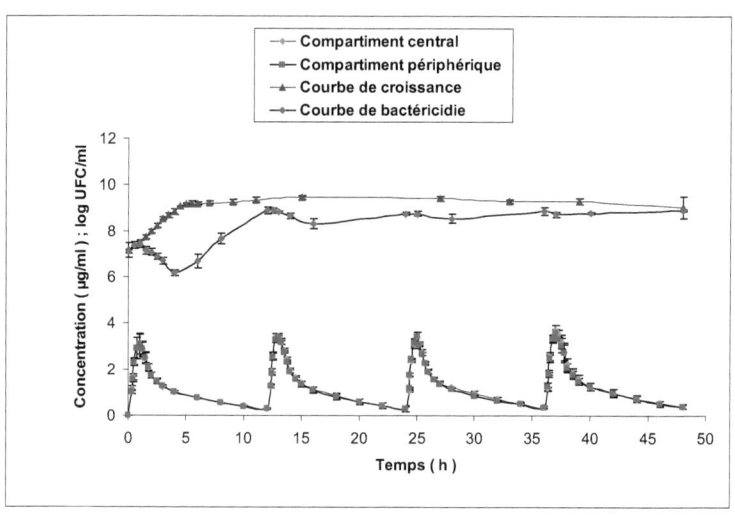

Figure 8 : Effet PK/PD de la ciprofloxacine sur *Stenotrophomonas maltophilia* Sm206

(n = 3)

Comme pour la ciprofloxacine, les courbes des concentrations de moxifloxacine montrent une absorption rapide avec un pic légèrement inférieur à 3 µg/ml (Fig. 9). Par contre, la phase d'élimination est plus lente. Les concentrations obtenues dans les deux compartiments sont similaires.

La courbe contrôle de croissance bactérienne en l'absence de moxifloxacine a été exponentielle pendant les sept premières heures, puis stationnaire à 10^9 UFC/ml (Fig. 9). En présence de moxifloxacine (Fig. 9), on note une décroissance initiale de la population bactérienne de l'ordre de 2 log à la 6e heure, suivie d'une ré-croissance exponentielle, relativement plus lente que dans le cas de la ciprofloxacine puis atteinte du plateau à environ 10^9 UFC/ml à partir de la 24e heure. La deuxième administration est sans effet notable.

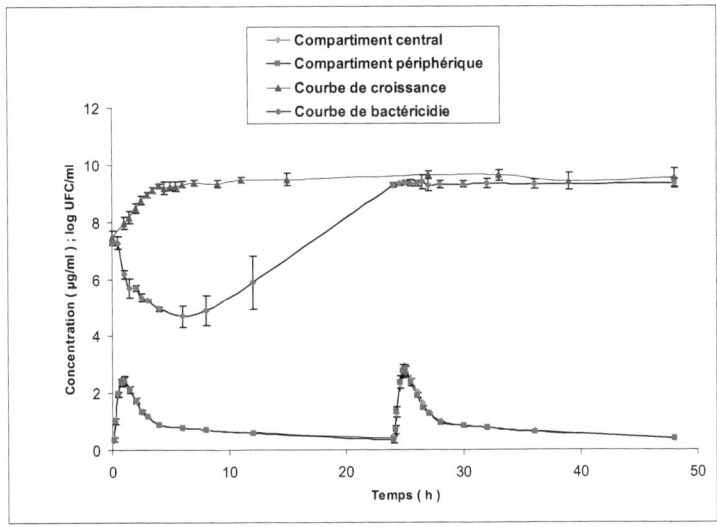

Figure 9 : Effet PK/PD de la moxifloxacine sur *Stenotrophomonas maltophilia* Sm206

(n = 3)

Les valeurs des paramètres pharmacocinétiques obtenus pour la ciprofloxacine dans le compartiment périphérique où la bactérie est confinée (Tabl. 2), sont proches des données humaines de référence (41, 58). Il en est ainsi pour C_{max}, la concentration plasmatique maximale, t_{max}, le temps nécessaire pour atteindre la concentration plasmatique maximale, $t_{1/2}\beta$, la demi-vie d'élimination à la phase terminale et SSC, la surface sous la courbe des concentrations plasmatiques en fonction du temps. De même, pour la moxifloxacine (Tabl. 3), les paramètres pharmacocinétiques sont en bonne adéquation avec les données humaines de référence (103).

Ainsi, les résultats obtenus pour la ciprofloxacine et la moxifloxacine démontrent la fiabilité du modèle pour la simulation de différents profils cinétiques.

Tableau 2: Paramètres pharmacocinétiques de la ciprofloxacine dans le compartiment périphérique (n = 3).

Paramètres	Intervalles d'administration								Données humaines de référence	
	0 – 12 h		12 h – 24 h		24 h – 36 h		36 h – 48 h			
C_{max} (µg/ml)	3,08	0,43	3,39	0,06	3,43	0,21	3,60	0,1	[a]3,8	1,5
									[b]2,94	0,42
t_{max} (h)	1,0	0,0	1,0	0,0	1,0	0,0	1,0	0,0	[b]1,2	0,5
C_{res} (µg/ml)	0,29	0,02	0,29	0,10	0,34	0,05	0,37	0,08		
ka (h^{-1})	2,72	0,47	2,68	0,44	2,37	0,10	2,18	0,13		
$t_{1/2}\beta$ (h)	4,59	0,09	4,77	1,03	5,19	0,33	5,15	0,59	[a]6,4	1,6
									[b]4,70	0,83
SSC (h x µg/ml)	11,5	0,6	12,5	1,2	12,8	0,6	14,2	1,6	[b]11,53	2,21

[a]Littieri *et al*. AAC, 1992, 36:993–996 ; [b]Fourtillan. MMI, 1990, 20:33–37

Tableau 3: Paramètres pharmacocinétiques de la moxifloxacine dans le compartiment périphérique (n = 3).

Paramètres	Intervalles d'administration				Données humaines de référence	
	0 – 24 h		24 h - 48 h			
C_{max} (µg/ml)	2,45	0,11	2,82	0,23	[a]2,50	1,29 (1,62 – 3,80)
t_{max} (h)	0,88	0,13	0,90	0,00	[a]2 (0,5 – 6,0)	
C_{res} (µg/ml)	0,36	0,02	0,39	0,06		
ka (h^{-1})	2,09	0,80	1,99	0,68	[a]2 - 3	
$t_{½} \beta$ (h)	16,5	0,5	16,9	2,9	[a]15,6	1,15 (12,1 - 19,1)
SSC (h x µg/ml)	17,6	0,3	19,3	0,5		

[a]Stass *et al.* JAC, 1999, 43 Suppl. B:83-90

Un certain nombre de paramètres pharmacodynamiques prenant en compte non seulement les propriétés pharmacocinétiques mais également l'activité *in vitro* des deux fluoroquinolones ont été déterminés (Tabl. 4). Ainsi, le quotient inhibiteur, défini comme le rapport de la concentration plasmatique maximale en antibiotique sur la CMI (37) et le ratio surface sous la courbe des concentrations plasmatiques sur CMI (63), sont pour la moxifloxacine, approximativement trois fois supérieurs à ceux obtenus pour la ciprofloxacine. Or, plus ce quotient inhibiteur est grand, plus l'antibiotique à action concentration dépendante est efficace contre la bactérie étudiée.

Tableau 4: Paramètres pharmacodynamiques.

Paramètres	Ciprofloxacine (CMI = 2 µg/ml)		Moxifloxacine (CMI = 0,5 µg/ml)	
$C_{0,90h}$: CMI	-		4,90	0,23
C_{1h} : CMI	1,54	0,21	-	
SSC_{0-24h} : CMI (h)	12,0	0,7	35,1	0,6
SSC_{24-48h} : CMI (h)	13,5	1,1	38,6	0,9
Δlog UFC/ml à t_{1h}	+0,32	0,05	-1,08	0,17
Δlog UFC/ml à t_{6h}	-0,42	0,30	-2,56	0,33
Δlog UFC/ml à t_{12h}	+1,79	0,22	-1,37	0,89
Δlog UFC/ml à t_{48h}	+1,81	0,13	+2,08	0,13
$SSCDB_{0-48h}$ (h x log UFC/ml)	401,3	3,7	378,7	13,8
$ABBC_{0-48h}$ (h x log UFC/ml)	+40,4	3,7	+72,9	13,8

La différence entre la population bactérienne à un temps donné et celle de départ (Δlog UFC/ml) (17) reflète la vitesse de bactéricidie de l'antibiotique. Ainsi, une valeur de +1,79 ± 0,22 log UFC/ml obtenue avec la ciprofloxacine à 12 h, met en évidence l'émergence de mutants résistants alors que l'effet de la moxifloxacine est encore notable avec une valeur de
–1,37 ± 0,89 log UFC/ml. A 48 h, l'émergence de mutants résistants annihile aussi l'action de la moxifloxacine.

La surface sous la courbe de décroissance bactérienne (SSCDB) (40) est d'autant plus faible, que l'antibiotique est efficace contre la bactérie étudiée. Dans notre étude, les valeurs obtenues pour la ciprofloxacine et la moxifloxacine, aux schémas posologiques employés, sont peu différentes : 401,3 ± 3,7 *versus* 378,7 ± 13,8 h x log UFC/ml.

L'efficacité d'une molécule ou du schéma posologique est mieux appréciée par le paramètre ABBC (40), défini comme la surface délimitée par les courbes de croissance bactérienne en l'absence et en présence d'antibiotique. Dans notre étude, la moxifloxacine conduit à une $ABBC_{0-48h}$ approximativement deux fois supérieure à celle de la ciprofloxacine : 72,9 ± 13,8 *versus* 40,4 ± 3,7 h x log UFC/ml.

Ces résultats laissent présager une efficacité très supérieure de la moxifloxacine sur la ciprofloxacine dans le traitement des infections à *S. maltophilia*.

Des sub-cultures sur géloses additionnées de concentrations croissantes de ciprofloxacine ont confirmé que la population initialement sensible avait été remplacée par une population résistante (Fig. 10). Ainsi, à 48 h, 60 % de la population est résistante à 16 fois la CMI. L'émergence de mutants résistants est plus tardive pour la moxifloxacine (Fig. 11), mais, à 48 h, 40 % de la population est résistante à 32 fois la CMI. La résistance acquise aux fluoroquinolones chez *S. maltophilia* peut être due soit à une altération de cible, avec un faible taux de mutation, soit à une hyperproduction de systèmes d'efflux multi-drogues, avec un taux de mutation beaucoup plus important. Deux systèmes d'efflux MDR (multi drug resistance) ont été décrits chez *S. maltophilia* : SmeABC et SmeDEF (1, 26, 60). L'analyse des CMIs des mutants obtenus (Tabl. 5) montre des profils de résistance qui sont compatibles avec une hyperproduction du système SmeDEF. L'hyper-expression du système se traduit par l'apparition d'une nouvelle protéine majeure dans le profil protéique de la membrane externe. L'hypothèse d'un mécanisme de résistance par efflux actif a été explorée par l'analyse en SDS-PAGE des protéines de la membrane externe de la bactérie test et des mutants sélectionnés en présence de moxifloxacine. Les résultats (Fig. 12) montrent la présence d'une protéine de 54 kDa (caractéristique du phénomène d'efflux actif) chez les mutants de *S. maltophilia* et qui est absente chez la souche sensible.

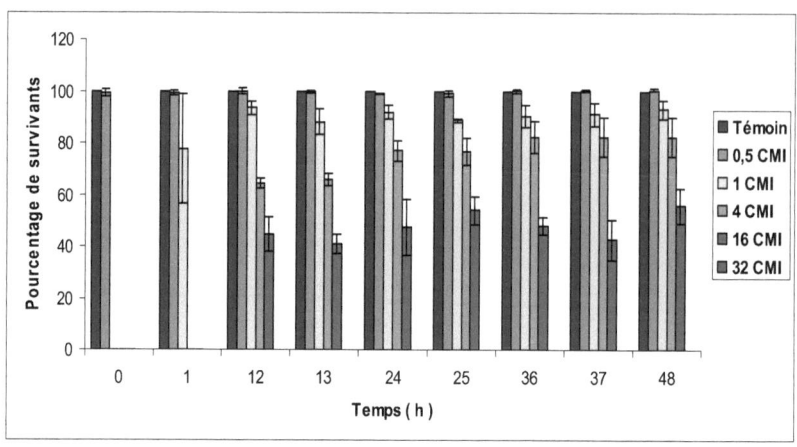

Figure 10: Emergence de mutants résistants sous ciprofloxacine (n = 3).

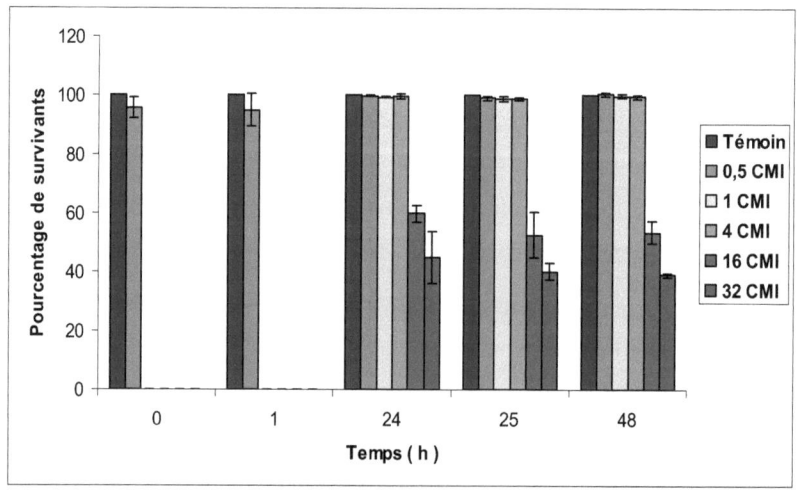

Figure 11: Emergence de mutants résistants sous moxifloxacine (n = 3).

Tableau 5 : Analyse des mutants résistants sélectionnés sous ciprofloxacine et moxifloxacine.

Antibiotique	Mutants (n=23) Cipro-R Moxi-R	SmeABC[a]	SmeDEF[b]
Norfloxacine	x 16	x 2	x 11
Ciprofloxacine	x 16	x 21	x 4
Moxifloxacine	x 16	ND	ND
Tétracycline	x 2	x 0,5	x 3
Chloramphénicol	x 4	x 0,25	x 8
Erythromycine	x > 2	x 1	x ≥ 4
Amikacine	x 0,5	x > 2	x 0,7

[a] Li *et al.* AAC, 2002, **46:**333-343 ; [b] Alonso *et al.* AAC, 2000, **44:**3079-3086.

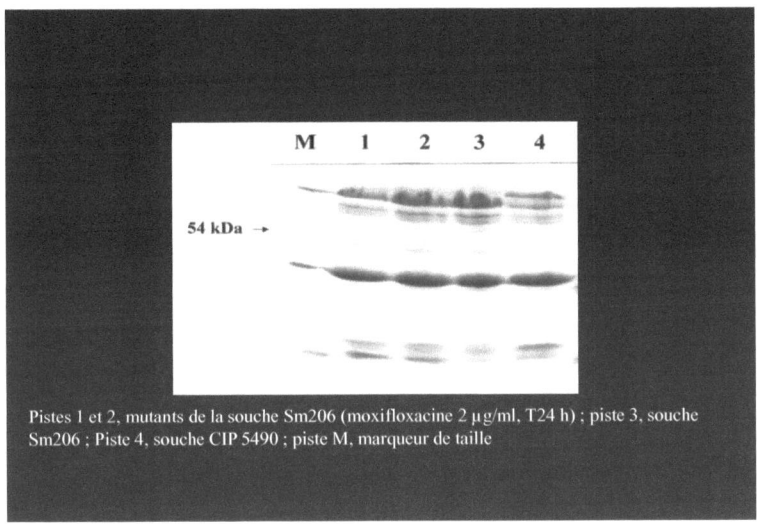

Pistes 1 et 2, mutants de la souche Sm206 (moxifloxacine 2 µg/ml, T24 h) ; piste 3, souche Sm206 ; Piste 4, souche CIP 5490 ; piste M, marqueur de taille

Figure 12 : Analyse des protéines de la membrane externe.

En conclusion, l'utilisation du modèle PK/PD *in vitro* a permis de comparer de façon prédictive l'efficacité de la ciprofloxacine et de la moxifloxacine, administrées par voie orale aux posologies usuelles, dans le traitement d'une septicémie à *S. maltophilia*.

La CMI de la moxifloxacine est 4 fois plus faible.

Les paramètres pharmacocinétiques de la moxifloxacine autorisent une administration journalière unique.

L'analyse des paramètres pharmacodynamiques montre que l'effet bactéricide de la moxifloxacine, à 400 mg/24 h, est supérieure à celui la ciprofloxacine, à 750 mg/12 h. Cependant, dans les conditions d'utilisation simulées, les deux fluoroquinolones sélectionnent des mutants résistants, sources d'échecs thérapeutiques.

Les fluoroquinolones étant des antibiotiques à action concentration-dépendante, et la sélection des mutants résistants étant fonction du pic sérique, l'administration d'une dose plus élevée de moxifloxacine pourrait être envisagée. Les études de tolérance (102) ont montré que cette fluoroquinolone administrée à la dose de 800 mg/24 h n'entraîne pas d'effets secondaires importants. Cependant, compte tenu du niveau de résistance de *S. maltophilia*, l'association d'autres antibiotiques à action synergique tels que des β lactamines paraît nécessaire.

Article publié

Ba, B.B., H. Feghali, C. Arpin, M.C. Saux, C. Quentin. 2004. Activities of ciprofloxacin and moxifloxacin against *Stenotrophomonas maltophilia* and emergence of resistant mutants in an *in vitro* pharmacokinetic-pharmacodynamic model. *Antimicrob. Agents Chemother.* **48**:946-953.

1.2 - *Activité antibactérienne de la gatifloxacine sur des souches de Staphylococcus aureus présentant des niveaux de résistance variés à la ciprofloxacine*

Les fluoroquinolones sont des antibiotiques synthétiques utilisés pour traiter une large gamme d'infections bactériennes. Cependant, leur intérêt dans le traitement des infections staphylococciques est limité par la capacité de ces organismes à développer des résistances. Ces résistances sont apparues dès le début de la commercialisation des fluoroquinolones et concernent actuellement plus de 80% des *S. aureus* résistants à la méthicilline (SARM) et moins de 10% des *S. aureus* sensibles à la méthicilline (SASM) (79) et cette augmentation est due non seulement à la sélection de mutants mais également leur dissémination épidémique.

La gatifloxacine possède une meilleure activité que les autres molécules de cette classe actuellement commercialisées sur les bactéries à Gram positif et les anaérobies (83). Ainsi, la gatifloxacine donne des CMIs 2 à 4 fois plus faibles que la ciprofloxacine sur les staphylocoques (51). Elle a une activité duale sur la topoisomérase IV et l'ADN gyrase. Par ailleurs, c'est un mauvais substrat pour NorA, d'où une moindre prévalence de sélection de mutants résistants.

Certaines souches intermédiaires (I) ou résistantes (R) à la ciprofloxacine pourraient donc être accessibles au traitement par la gatifloxacine. Cependant, il faudrait un grand nombre d'essais cliniques, incluant une documentation bactériologique très poussée afin de vérifier cette hypothèse.

Le but de notre étude était, à l'aide du modèle PK/PD *in vitro*, de déterminer les paramètres pharmacodynamiques de la gatifloxacine, d'évaluer son efficacité potentielle et le risque d'émergence de mutants résistants vis-à-vis :
- d'une souche de *S. aureus* sauvage (ATCC 25923) ;
- d'un mutant spontané hyper-producteur du système d'efflux NorA (SA-1) ;
- de trois souches de *S. aureus* d'origine clinique, à sensibilité intermédiaire ou résistantes à la ciprofloxacine, sensibles à la gatifloxacine et présentant des mécanismes de résistance aux fluoroquinolones génétiquement caractérisés.

Pour étudier l'efficacité potentielle de la gatifloxacine, 31 souches d'origine clinique ont été collectées dans différents centres hospitaliers et établissements de soins privés. Après détermination des CMIs de la gatifloxacine et de la ciprofloxacine, trois de ces souches (2102, 2667, 2669) représentatives des différents niveaux de résistance rencontrés, ont été choisies.

A partir de la souche de référence de *S. aureus* ATCC 25923, un mutant spontané hyper-producteur du système d'efflux NorA (SA-1), a été sélectionné *in vitro*.

La pharmacocinétique plasmatique correspondant à un schéma posologique de 400 mg de gatifloxacine administrés par perfusion IV d'une heure toutes les 24 h pendant 48 h, a été simulée. 31 échantillons pour *S. aureus* ATCC et 4 prélevés aux pics et vallées pour les autres souches ont été dosés par CLHP. Les numérations bactériennes ont été réalisées par la technique de dilution étalement simultanément sur gélose sans antibiotique pour les courbes témoins et de bactéricidie et sur gélose additionnée de gatifloxacine aux concentrations de 2, 4 et 8 fois la CMI, pour la recherche de mutants résistants.

Les paramètres pharmacocinétiques C_{max}, $t_{1/2\beta}$, SSC, Cl_T, la clairance totale et Vd, le volume apparent de distribution, ont été déterminés à partir des concentrations de gatifloxacine dans le compartiment périphérique où est confiné le germe à étudier, puis comparés aux données humaines de la littérature (Tabl. 6). Ils sont proches des données humaines de référence (57).

Tableau 6: Paramètres pharmacocinétiques de la gatifloxacine dans le compartiment périphérique et données humaines de référence.

Paramètres	Intervalle d'administration		Données humaines de référence [a]	
	0 – 24 h	24 – 48 h	Femmes (n = 12)	Hommes (n = 12)
C_{max} (µg/ml)	5,36	5,80	6,07 0,77	5,47 0,98
T_{max} (h)	1	1	1,00	1,00
$t_{1/2}\alpha$ (h)	0,40	0,49	-	-
$t_{1/2}\beta$ (h)	8,68	7,80	6,24 0,85	7,66 0,83
SSC_{0-24h} (µg/ml x h)	30,60	35,05	-	-
$SSC_{0-\infty}$ (µg/ml x h)	34,73	38,88	37,37 5,61	34,08 8,50
MRT (h)	11,07	10,32	8,10 1,28	9,41 1,34
Cl_t (l/h)	11,52	10,29	10,94 1,74	12,28 2,44
Cl_t (ml/min)	191,9	171,5	182,37 28,99	204,76 40,78
Vd_β (l)	144,2	115,8	97,15 10,70	133,51 18,65
Vd_{ss} (l)	125,5	103,8	87,15 9,33	113,38 17,27
Coefficient de correlation de l'ajustement	0,9870	0,9937	-	-

[a] La Creta et al
Pharmacotherapy 2000; 20 (6 Pt 2):59S-66S.

Le quotient inhibiteur décroît de façon exponentielle de 53,6 à 4,93 à t_{1h} et de 58,0 à 5,68 à t_{25h}, conduisant à la classification suivante des souches : ATCC 25923 > Sa2102 > (SA-1 et Sa2667) > Sa2669 (Tabl. 7).

Δlog UFC/ml à la fin de la première perfusion est négatif pour toutes les souches (Tabl. 7). A 24 et 25 h, seule la souche Sa2102 donne des valeurs légèrement au-dessus de zéro malgré sa faible CMI initiale. A 48 h, excepté ATCC 25923, toutes les souches donnent des valeurs positives de Δlog UFC/ml. La rapide éradication de cette souche conduit à une faible valeur de la surface sous la courbe de bactéricidie, $SSCB_{0-48h}$ et une valeur de surface comprise entre la courbe de croissance bactérienne et celle de bactéricidie, $ABBC_{0-48h}$ proche de celle de la surface sous la courbe de croissance bactérienne, $SSCCB_{0-48}$.

Tableau 7: Paramètres pharmacodynamiques de la gatifloxacine.

Paramètres	Souches bactériennes				
	ATCC 25923 (CMI = 0,1 µg/ml)	2102 (CMI = 0,2 µg/ml)	2667 (CMI = 0,5 µg/ml)	2669 (CMI = 1,0 µg/ml)	SA-1 (CMI = 0,5 µg/ml)
Temps de dédoublement (h)	0,75	-	-	-	-
C_{max}/CMI à:					
1 h	53,6	24,9	9,20	4,93	9,76
25 h	58,0	29,3	10,2	5,68	10,1
SSC_{0-24}/CMI (h)	306,0	-	-	-	-
SSC_{24-48}/CMI (h)	350,5	-	-	-	-
Δlog UFC/ml à:					
t_1	-2,18	-0,59	-0,49	-0,33	-1,22
t_{24}	-6,80	0,04	-0,92	-0,43	-1,80
t_{25}	-6,80	0,05	-1,43	-0,58	-1,68
t_{48}	-6,80	3,02	2,57	2,25	1,53
$SSCCB_{0-48}$ (h x logUFC/ml)	449,2	-	-	-	-
$SSCB_{0-48}$ (h x logUFC/ml)	30,2	-	-	-	-
$ABBC_{0-48}$ (h x logUFC/ml)	419,0	-	-	-	-

Pour la souche de référence ATCC 25923 (Fig. 13), la courbe de bactéricidie a montré que l'éradication de l'infection est effective au bout de 12 h. L'histogramme des survivants a montré que cette souche ne peut pas survivre en présence de concentrations de gatifloxacine égales ou supérieures à la CMI.

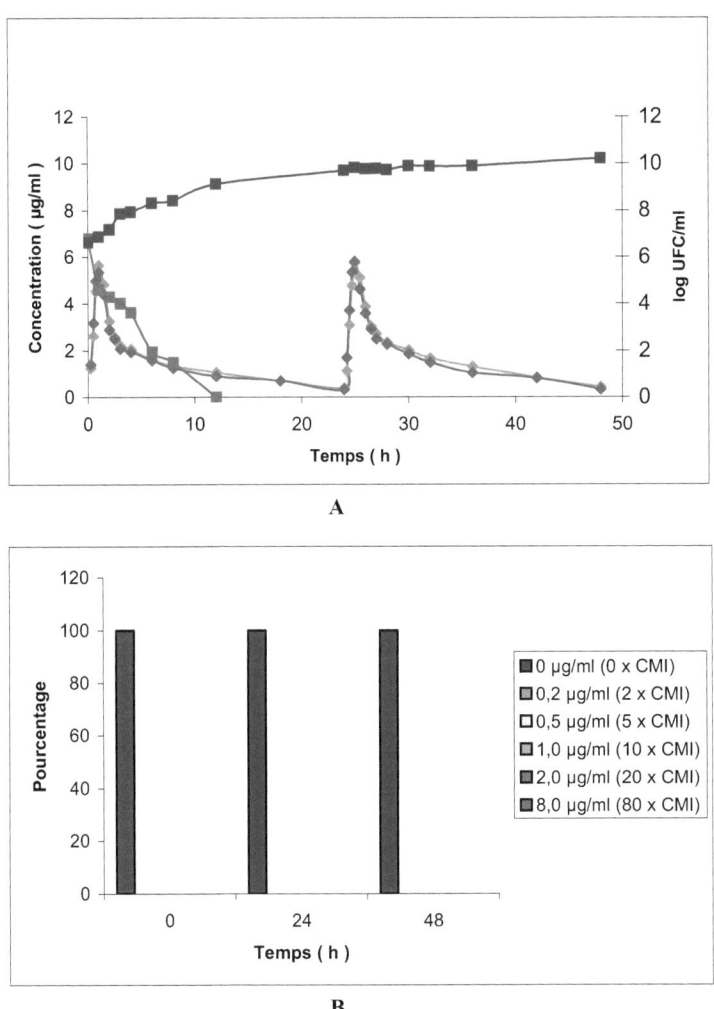

Figure 13: (A) Pharmacocinétique de la gatifloxacine et effet pharmacodynamique sur la souche de référence *Staphylococcus aureus*

ATCC25923 après simulation d'une perfusion intraveineuse d'une heure, d'une dose de 400 mg toutes les 24 heures pendant 48 heures (Concentrations de gatifloxacine dans les compartiments central [♦] et périphérique [♦]; courbes de croissance bactérienne (témoin en l'absence d'antibiotique)[■] et de bactéricidie (présence de gatiloxacine [■]) (n = 2).

(B) Histogramme de l'émergence de mutants résistants en fonction du temps, en présence de concentrations de gatifloxacine multiples de la CMI (n = 2).

Par contre, pour la souche Sa2102 (Fig. 14), des survivants se multiplient en présence de concentrations égales à 10 fois la CMI. Il s'agit d'une souche SARM, à sensibilité intermédiaire à la ciprofloxacine, sensible à la gatifloxacine et présentant une mutation sur la sous-unité grlA de la topoisomérase IV : la SER80 est remplacée par la TYR.

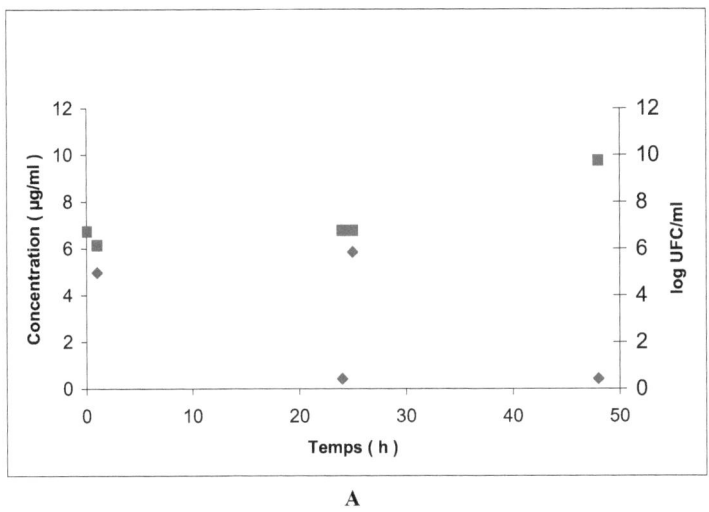

A

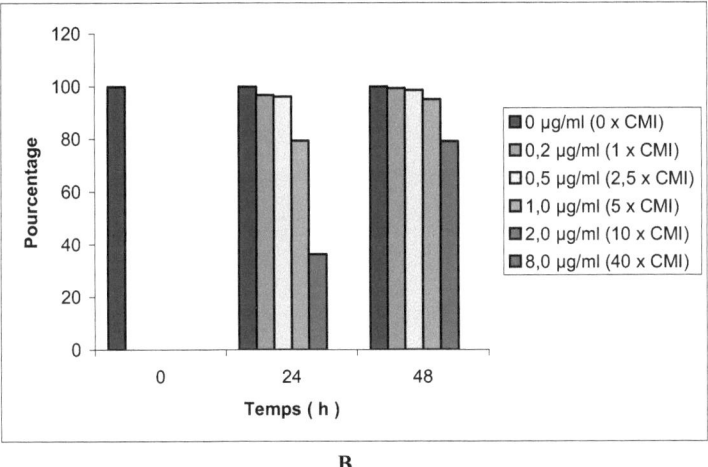

B

Figure 14: (A) Pharmacocinétique de la gatifloxacine et effet pharmacodynamique sur la souche d'origine clinique *Staphylococcus aureus* 2102 après simulation d'une perfusion intraveineuse d'une heure, d'une dose de 400 mg toutes les 24 heures pendant 48 heures (Concentrations de gatifloxacine dans le compartiment périphérique [♦] et concentrations bactériennes en présence de l'antibiotique [■]) (n = 2).

(B) Histogramme de l'émergence de mutants résistants en fonction du temps, en présence de concentrations de gatifloxacine multiples de la CMI (n = 2).

Pour la souche Sa2667 (Fig. 15), les survivants se multiplient en présence de concentrations égales à 4 fois la CMI. Il s'agit d'une souche résistante à la ciprofloxacine, sensible à la gatifloxacine et présentant une mutation sur la sous-unité grlA de la topoisomérase IV : la SER80 est remplacée par la PHE.

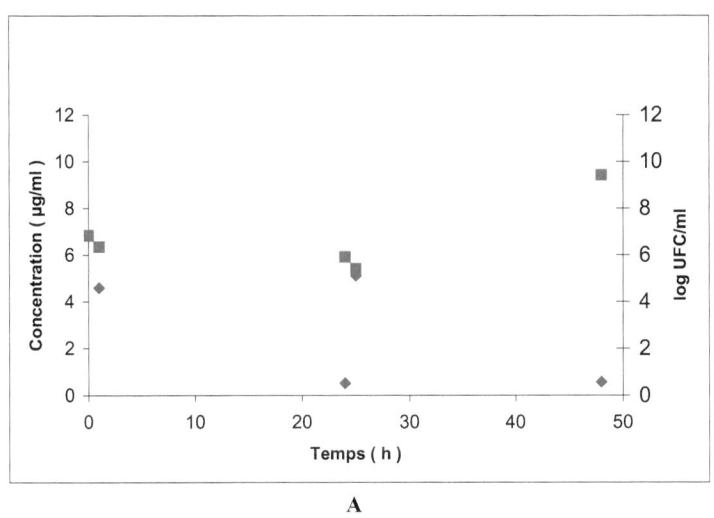

A

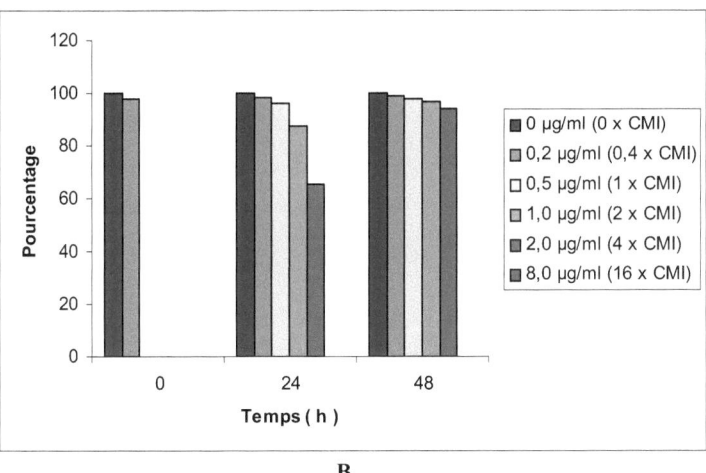

B

Figure 15: (A) Pharmacocinétique de la gatifloxacine et effet pharmacodynamique sur la souche d'origine clinique *Staphylococcus aureus* 2667 après simulation d'une perfusion intraveineuse d'une heure, d'une dose de 400 mg toutes les 24 heures pendant 48 heures (Concentrations de gatifloxacine dans le compartiment périphérique [♦] et concentrations bactériennes en présence de l'antibiotique [■]) (n = 2).

(B) Histogramme de l'émergence de mutants résistants en fonction du temps, en présence de concentrations de gatifloxacine multiples de la CMI (n = 2).

Pour la souche Sa2669 (Fig. 16), les survivants se multiplient à des concentrations égales à deux fois la CMI. Il s'agit d'une souche SARM, résistante à la ciprofloxacine, à sensibilité intermédiaire à la gatifloxacine et présentant deux mutations :

- une sur la sous-unité grlA de la topoisomérase IV : la SER80 est remplacée par la TYR ;
- une sur la sous-unité GyrA de l'ADN gyrase : la SER84 est remplacée par l'ALA.

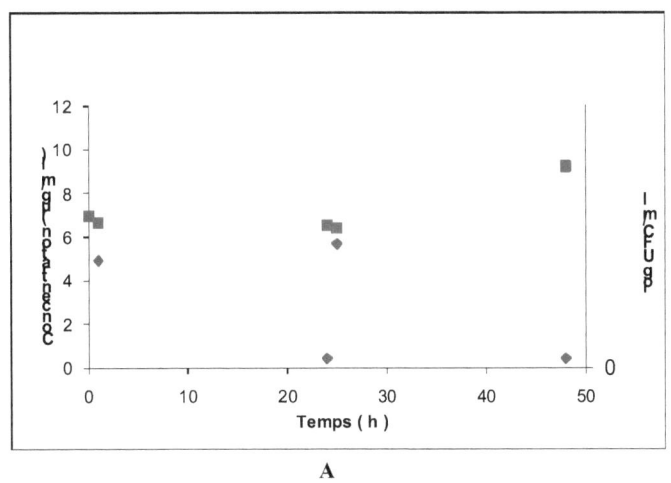

A

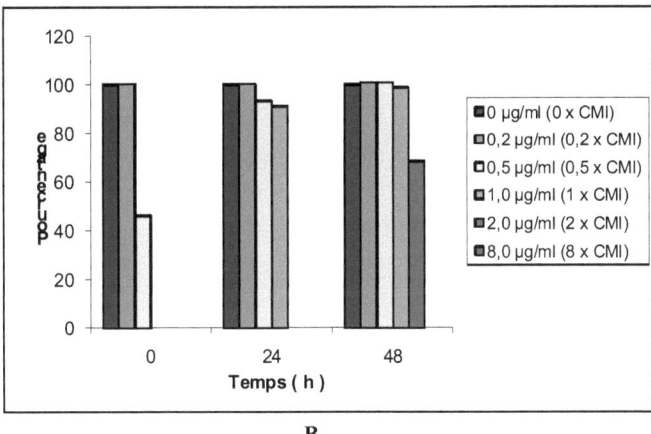

B

Figure 16: (A) Pharmacocinétique de la gatifloxacine et effet pharmacodynamique sur la souche d'origine clinique *Staphylococcus aureus* 2669 après simulation d'une perfusion intraveineuse d'une heure, d'une dose de 400 mg toutes les 24 heures pendant 48 heures (Concentrations de gatifloxacine dans le compartiment périphérique [♦] et concentrations bactériennes en présence de l'antibiotique [■]) (n = 2).

(B) Histogramme de l'émergence de mutants résistants en fonction du temps, en présence de concentrations de gatifloxacine multiples de la CMI (n = 2).

SA-1, le mutant obtenu à partir de la souche de référence ATCC 25923 (Fig. 17), donne des survivants se multipliant à des concentrations égales à 16 fois la CMI. Il s'agit d'une souche résistante à la ciprofloxacine, sensible à la gatifloxacine et présentant une mutation sur le locus flqB du gène NorA : la T389 est remplacée par la C.

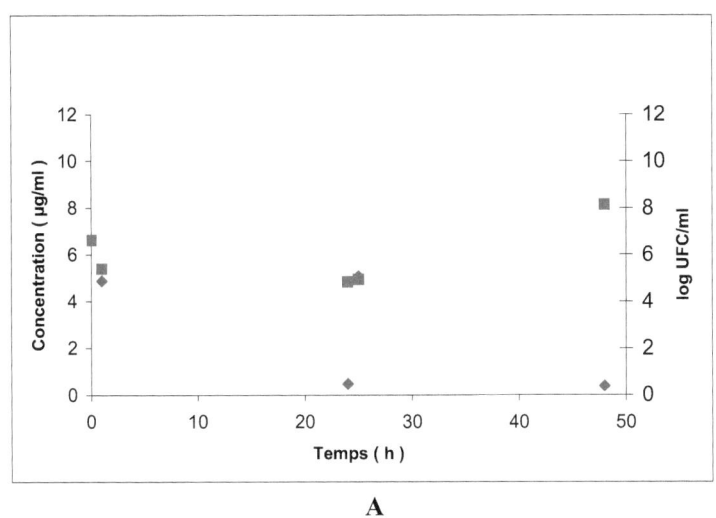

A

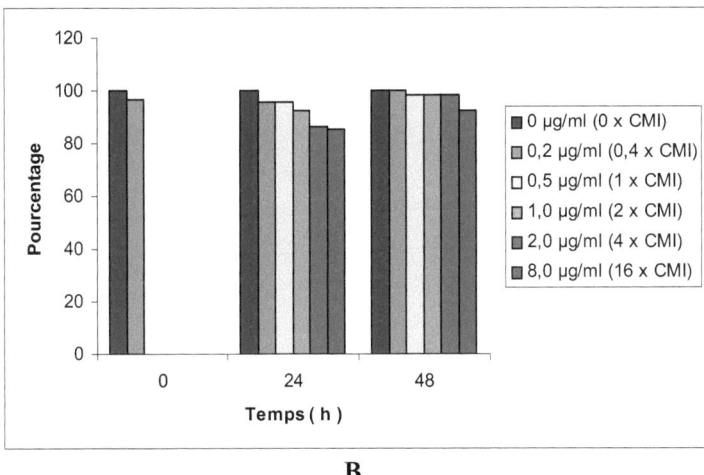

B

Figure 17: (A) Pharmacocinétique de la gatifloxacine et effet pharmacodynamique sur le mutant spontané *Staphylococcus aureus* SA-1 après simulation d'une perfusion intraveineuse d'une heure, d'une dose de 400 mg toutes les 24 heures pendant 48 heures (Concentrations de gatifloxacine dans le compartiment périphérique [♦] et concentrations bactériennes en présence de l'antibiotique [■]) (n = 2).

(B) Histogramme de l'émergence de mutants résistants en fonction du temps, en présence de concentrations de gatifloxacine multiples de la CMI (n = 2).
L'analyse de biologie moléculaire des survivants (Tabl. 8) a mis en évidence l'obtention de mutants d'échelon supérieur, présentant des mutations de cibles et/ou d'efflux supplémentaires au niveau de gyrA et grlA.

Tableau 8: Analyse moléculaire des gènes impliqués dans la résistance aux fluoroquinolones chez *S. aureus*

Souche	CMI (µg/ml)		Mutation [a]				
S. aureus	CIP	GAT	GrlA	GrlB	GyrA	GyrB	*flqB*
ATCC 25923	0,2	0,1	Ser80	-	Ser84	-	T 389
2102	2	0,2	Tyr80	-	-	-	-
2667	4	0,5	Phe80	-	-	-	-
2669	16	1	Phe80	-	Ala84	-	-
Mutant SA-1	16	0,5	-	-	-	-	C 389

CIP : Ciprofloxacine, GAT : Gatifloxacine
- aucun changement.
[a], Les positions des acides aminés (GrlA et GyrA) et des nucléotides (*flqB*) (T, thymine et C, cytosine) sont données selon les séquences déposées dans GenBank Database.

En conclusion, la gatifloxacine sélectionne peu ou pas de mutants résistants à partir des souches sauvages de *S. aureus*, d'où son intérêt dans le traitement des infections à SASM. Mais elle sélectionne des mutants d'échelon supérieur à partir des souches de *S. aureus* présentant déjà une sensibilité diminuée aux fluoroquinolones les plus anciennes et cela, quel(s) que soi(en)t le(s) mécanismes en cause. Dans ces cas, l'association d'autres antibiotiques à action synergique pourrait être envisagée.

Article publié

Ba, B.B., C. Arpin, C. Vidaillac, A. Chaussé, M.C. Saux, C. Quentin. 2006. Activity of gatifloxacin in an *in vitro* pharmacokinetic-pharmacodynamic model against *Staphylococcus aureus* strains either susceptible to ciprofloxacin or exhibiting various levels and mechanisms of ciprofloxacin resistance. *Antimicrob. Agents Chemother.* **50**:1931-1936.

2 - OXAZOLIDINONES

Etude de l'activité du linézolide sur des souches de Staphylococcus aureus et d'Enterococcus faecalis ayant ou non un phénotype hyper-mutateur.

Le linézolide est un nouvel antibiotique actif sur les Gram +, appartenant à la classe des oxazolidinones. Ces molécules sont connues pour inhiber la synthèse protéique en se fixant sur le site P (peptidyl-donneur) de la sous-unité 50S du ribosome, empêchant ainsi la formation du complexe d'initiation 70S (18). Ce mode d'action original permet d'éviter des résistances croisées avec les autres anti-Gram +, d'où son intérêt sur les souches multirésistantes telles que les SARM, les entérocoques résistants à l'ampicilline et/ou à la vancomycine (72, 84).

In vitro, la sélection de mutants résistants au linézolide est très difficile (72, 85). Pourtant des échecs thérapeutiques par sélection de mutants résistants ont été observés avec des entérocoques (33), et plus rarement avec des staphylocoques (70). Ces échecs thérapeutiques pourraient avoir des causes à la fois pharmacologiques comme des concentrations sub-thérapeutiques aux doses usuelles, dues à une variabilité interindividuelle, et/ou microbiologiques comme la présence de souches hyper-mutatrices.

Au sein d'une espèce donnée, certaines souches présentent une fréquence de mutation très supérieure à la moyenne (24). Ce « phénotype hyper-mutateur » est associé à des altérations des systèmes de correction et de prévention des erreurs de la réplication de l'ADN (112). La fréquence du phénotype hypermutateur varie suivant l'espèce et la situation clinique. Pour *S. aureus*, elle varie de 0,25 à 14,6% (77, 87).

L'objectif de notre étude a été d'évaluer l'activité du linézolide à posologies variées permettant de simuler une variabilité interindividuelle des concentrations au site d'infection, sur des souches hyper-mutatrices ou non de *S. aureus* et *E. faecalis* à l'aide du modèle PK/PD *in vitro*.

Nous avons simulé les cinétiques plasmatiques obtenues après perfusion intraveineuse de 30 min de la dose usuelle de 600 mg, d'une dose sub-thérapeutique de 200 mg et d'une dose élevée de 800 mg, toutes les 12 h pendant 48 h, en présence de (Tabl. 9):
- deux souches de *S. aureus* : une sauvage Sa RN4220 et une hyper-mutatrice sélectionnée *in vitro*, Sa RN4220 mutS2 ;
- deux souches d'*E. faecalis* : une sauvage, Ef ATCC 29212 et une d'origine clinique et hyper-mutatrice, Ef1497.

Tableau 9: Souches bactériennes utilisées

Espèces	Phénotype[a]	Fréquence des mutants résistants à la rifampicine	Fréquence du phénotype hypermutateur	CPM (µg/ml)
S. aureus RN4220[b]	Sauvage	5×10^{-7}	-	-
S. aureus RN4220MutS2[b] (mutS-knock out)	Hypermutateur	10^{-6}	0,25-14,6%[c]	-
E. faecalis ATCC 29212	Sauvage	10^{-9}	-	-
E. faecalis Ef1497	Hypermutateur	7×10^{-6}	2%[d]	8

[a]: Phénotype hypermutateur = souches présentant un taux de mutation supérieur à la moyenne de l'espèce ⇔ altérations des systèmes de correction et de prévention des erreurs de la réplication de l'ADN (système MMR, composants MutS et MutL)
[b]: Don du Pr. R. Leclercq (Université de Caen)
[c]: O'Neill & Chopra, JAC 2002 ; Prunier et al., JID 2003
[d]: Cette étude

Les paramètres pharmacocinétiques calculés à partir des concentrations de linézolide mesurées dans le compartiment périphérique où est confiné le germe à étudier (Tabl. 10), sont proches des données humaines de référence (28). Il en est ainsi de C_{max}, $t_{1/2\beta}$ et SSC_{0-24h}.

Tableau 10: Paramètres pharmacocinétiques obtenus dans le compartiment périphérique et données humaines de référence.

Parametres	Données expérimentales (valeurs moyennes)						Données humaines [a]
Dose (mg)/12 h	200 mg/12 h (n=4)		600 mg/12 h (n=10)		800 mg/12 h (n=2)		600 mg/12 h (n=10)
Intervalle d'administration	0-12 h	12-24 h	0-12 h	12-24 h	0-12 h	12-24 h	
C_{max} (µg/ml)	4,38	4,79	13,4	14,6	19,2	19,5	14,1 ± 2,8
T_{max} (h)	0,5	0,5	0,5	0,5	0,5	0,5	
C_{res} (µg/ml)	0,39	0,31	1,17	1,26	1,15	1,42	
$T_{1/2\beta}$ (h)	6,72	6,27	6,54	6,18	5,01	5,2	5,1 ± 2,6
TRM (h)	8,65	7,95	8,54	8,10	6,55	6,81	
SSC (h x µg/ml)	10,1	10,1	32,4	35,4	38,2	47,7	88, ± 34,0 (SSC_{0-24})
CL_{tot} (l/h)	14,9	15,1	13,9	12,9	17,2	13,7	
V (l)	140,7	136,7	129,7	114,9	124,5	102,2	
V_{ss} (l)	119,7	116,9	112,1	100,2	103,9	89,3	
Coefficient de Correlation	0,987	0,983	0,986	0,989	0,995	0,994	

[a] Dehghanyar et al, AAC (2005) 49:2367-2371

Le principal paramètre permettant une meilleure prédiction de l'activité des antibiotiques à action temps dépendante comme le linézolide, est T>CMI, le temps pendant lequel les concentrations plasmatiques sont supérieures à la CMI (146). Une efficacité clinique nécessite un temps effectif minimal de 40 à 50% de la durée de l'intervalle d'administration (7, 43). Cependant, le linézolide est un antibiotique bactériostatique (42). Aussi dans notre modèle qui simule un sujet sans défenses naturelles, un T>CMI de 69,2% (Tabl. 11), est sans effet notable sur la courbe des survivants de *S. aureus* et *E. faecalis*. Un T>CMI de 88,3% obtenu avec une dose simulée de 800 mg, conduit à un léger effet bactéricide sur *E. faecalis* avec un $ABBC_{0-48h}$ de 12,45 h x log UFC/ml. Cet effet s'opère avec une certaine latence par rapport à l'administration de l'antibiotique. En effet, au pic plasmatique, à $t_{0,5}$, le Δlog UFC/ml a encore une valeur positive (0,08 log UFC/ml). A t_1, la décroissance de la population bactérienne par rapport à l'inoculum de départ est de -0,02 log UFC/ml et descend à -0,13 log UFC/ml à t_2. Ce phénomène, plus ou moins marqué dans les autres intervalles d'administration, est en accord avec l'effet temps dépendant de cet antibiotique.

Tableau 11: Paramètres pharmacodynamiques

Souche bactérienne	S. aureus RN4220 (CMI = 2 µg/ml)	S. aureus RN4220MutS2 (CMI = 2 µg/ml)	E. faecalis ATCC 29212 (CMI = 2 µg/ml)		E. faecalis Efl497 (CMI= 2 µg/ml)		E. faecalis Efl497MutM3 (CMI = 16 µg/ml)	
Dose (mg)/12 h	600	600	200	600	600	800	200	600
Inoculum (UFC/ml)	4,47x10^9	3,60x10^9	3,57x10^8	7,47x10^8	8,10x10^8	7,60x10^8	3,50x10^8	7,27x10^8
Δlog UFC/ml								
à: $t_{0,5}$	-0,04	-0,21	-0,08	0,04	-0,01	0,08	-0,009	-0,01
t_1	-0,07	0,02	0,14	-0,12	-0,05	-0,02	0,02	-0,01
t_2	-0,26	0,02	0,09	-0,08	0,08	-0,13	0,06	-0,05
t_{12}	-0,15	0,21	0,14	0,15	-0,12	-0,16	0,29	0,19
$t_{12,5}$	-0,26	-0,06	0,26	0,10	-0,14	-0,03	0,23	0,22
t_{13}	-0,22	-0,81	0,28	0,16	0,09	-0,16	0,23	0,25
t_{14}	-0,24	-0,58	0,55	0,18	0,13	-0,05	0,41	0,28
t_{24}	-0,17	0,52	0,83	0,32	0,35	-0,04	0,52	0,44
t_{48}	0,32	0,74	1,23	0,53	0,39	-1,16	0,79	0,45
C_{max}/CMI								
à: 0,5 h	7,77	6,64	2,01	7,17	5,83	9,51	0,30	0,88
12,5 h	7,95	6,64	2,10	7,70	6,99	9,76	0,34	0,90
SSC$_{0-24}$/CMI (h)	32,9	32,9	10,2	37,1	35,4	42,9	1,24	3,90
T > CMI (% intervalle d'administration)	50,0	66,6	8,08	69,1	69,0	80,9	0,0	0,0
AUBC$_{0-24}$ (h x log UFC/ml)	229,4	228,8	214,0	217,8	215,6	210,5	212,2	217,1
ABBC$_{0-24}$ (h x log UFC/ml)	-1,21	-2,27	5,11	1,32	-1,49	3,60	2,32	-2,66

Aucune émergence de mutants résistants n'a été observée avec la souche sauvage de *S. aureus* RN4220, pour une dose simulée de 600 mg, même avec un inoculum important de l'ordre de 10^9 UFC/ml (Fig. 18A).

La fréquence de mutation spontanée de résistance au linézolide chez *S. aureus* est très faible (<10^{-11}) (117). Ainsi, même avec l'utilisation d'une souche mutS, qui augmente d'environ 10 fois cette fréquence, il y a croissance tardive à la CMI mais la subculture est négative (Fig. 18B).

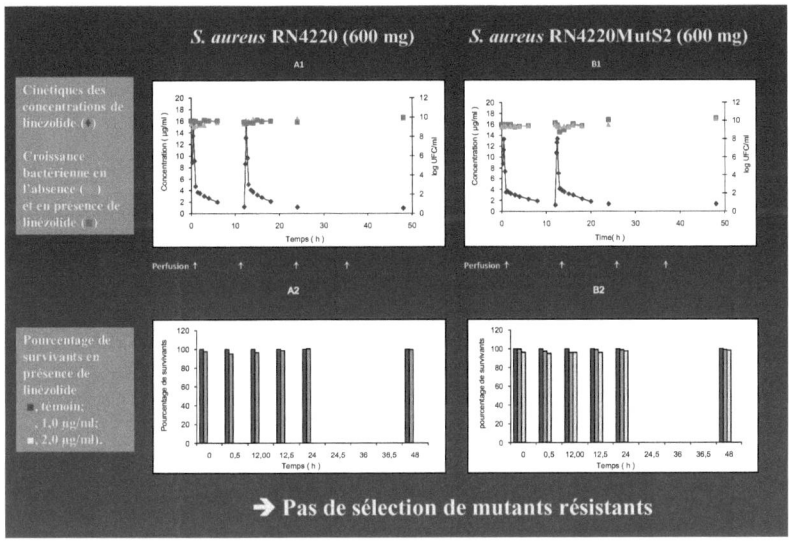

Figure 18: Effet PK/PD du linézolide sur *Staphylococcus aureus* RN4220 et *Staphylococcus aureus* RN4220MutS2

Pour la souche sauvage d'*E. faecalis* ATCC 29212, il y a croissance tardive à la CMI mais la subculture est négative lors du traitement à 600 mg (Fig. 19B).

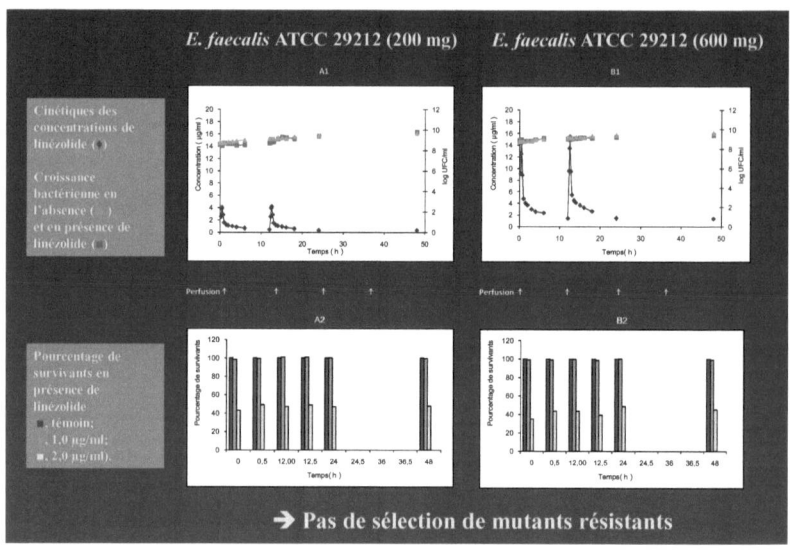

Figure 19: Effet PK/PD du linézolide sur *Enterococcus faecalis* ATCC 29212.

Par contre, l'émergence de mutants résistants a été observée avec la souche hyper-mutatrice *E. faecalis* Ef1497 pour la même dose de 600 mg (Fig. 20A).

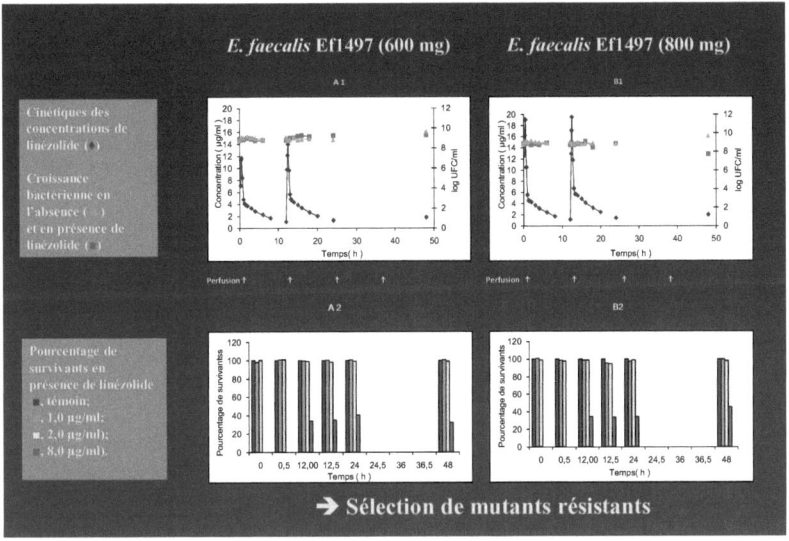

Figure 20: Effet PK/PD du linézolide sur *Enterococcus faecalis* EF1497

Nous avons mis la souche sauvage d'*E. faecalis* ATCC 29212 en présence d'une dose sub-thérapeutique de 200 mg (Fig. 19A). Comme pour la dose de 600 mg, il n y a pas de sélection de mutants résistants, même avec un inoculum important de l'ordre de 10^9 UFC/ml.

La souche hyper-mutatrice *E. faecalis* Ef1497, même pour une dose simulée de 800 mg (Fig. 20B) conduit à la sélection de mutants résistants. Ces mutants apparus dès la 12ème heure, ont persisté en dépit des administrations répétées de linézolide.

Le mécanisme de résistance au linézolide de mutants sélectionnés à partir de la souche d'*E. faecalis* Ef1497 dans le modèle PK/PD a été analysé. Le seul mécanisme de résistance au linézolide démontré à ce jour est une modification de la cible, en particulier dans la région peptidyltansférase de l'ARNr 23S (88).

Pour 23 clones de CMI s'étalant de 4 à 16 µg/ml, nous avons effectué un screening pour rechercher la mutation prévalente G2576T au niveau de l'ARNr 23S. Les expériences de RFLP-PCR sont restées négatives.

De la même façon, la recherche de résistance croisée avec d'autres antibiotiques qui est décrite pour cette mutation et d'autres mécanismes de résistance, a été négative.

Cependant, nous avons élucidé le mécanisme de résistance du mutant le plus résistant Ef1497MutM3. L'analyse de 7 mutants a montré que la résistance était due à la présence de la mutation A2453G dans 2 des 4 opérons ribosomiques. A ce jour, cette dernière n'a été rapportée que chez les mutants *in vitro* d'*Halobacterium halobium*, dans l'unique gène ARNr 23S de cette archebactérie et où la résistance au linézolide était multipliée par 44 (55).

La simulation de l'administration d'une dose de 600 mg en présence du mutant le plus résistant nommé Ef1493MutM3, de CMI 16 µg/ml et dérivé de la souche *E. faecalis* Ef1497 (Fig. 21B), n'a pas permis la sélection de mutants résistants d'échelon supérieur.

Une dose sub-thérapeutique de 200 mg en présence de ce même mutant M3 (Fig. 21A), a conduit au même résultat.

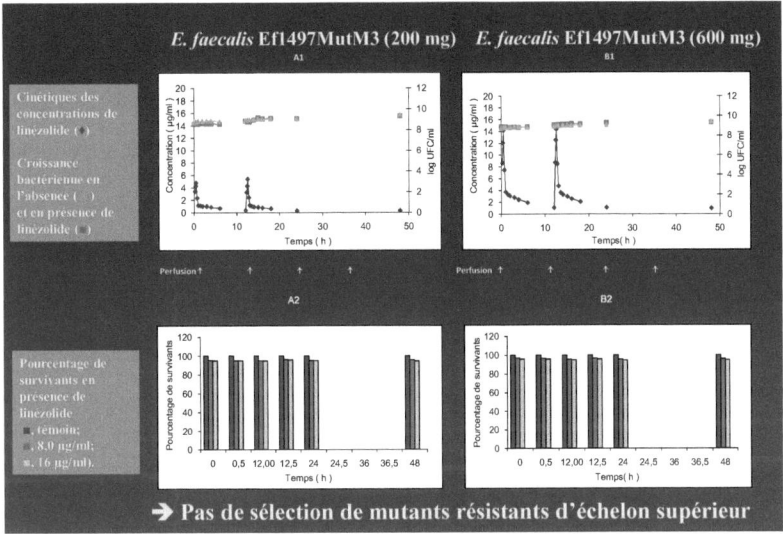

Figure 21: Effet PK/PD du linézolide sur le mutant *Enterococcus faecalis* Ef1497MutM3.

En conclusions, le modèle PK/PD, outil prédictif de l'efficacité clinique des antibiotiques, montre que le linézolide, antibiotique bactériostatique et temps dépendant, caractérisé par un déclin rapide des concentrations, est une molécule de choix pour le traitement des infections à staphylocoques. En effet, le risque d'échec par sélection de mutants résistants est faible, même pour des souches hyper-mutatrices et un inoculum élevé. Par contre, des mutants d'*E. faecalis* résistants au linézolide peuvent être sélectionnés si la souche est hyper-mutatrice et l'inoculum élevé. Les causes sont bactériologiques plutôt que pharmacologiques. En effet, l'émergence de mutants résistants est influencée par les capacités de mutation des souches et des espèces et les variations des doses sont sans effet. Dans le modèle PK/PD, les entérocoques hyper-mutateurs auraient une capacité de mutation supérieure à celle des *S. aureus* hyper-mutateurs. Ce résultat est cohérent avec l'expérience clinique.

Lors de traitements prolongés, il serait nécessaire d'associer d'autres antibiotiques à action synergique au moins pour les infections à entérocoques. Une étude réalisée dans un modèle PK/PD *in vitro* (116), a montré que l'association du linézolide avec la doxycycline permet de prévenir l'émergence de mutants résistants chez *E. faecium*.

Par ailleurs, avant de commencer le traitement, une détection des souches hyper-mutatrices est utile.

Article publié

Ba, B.B., C. Arpin, B. Bikie Bi Nso, V. Dubois, M.C. Saux, C. Quentin. 2010. Activity of linezolid in an *in vitro* pharmacokinetic-pharmacodynamic model using different dosages and *Staphylococcus aureus* and *Enterococcus faecalis* strains with and without a hypermutator phenotype. *Antimicrob. Agents Chemother.* **54**:1443-1452.

CONCLUSION GENERALE

L'utilisation du modèle a permis :

- de comparer de façon prédictive l'efficacité de la ciprofloxacine et de la moxifloxacine, administrées par voie orale aux posologies usuelles, dans le traitement d'une septicémie à *S. maltophilia* et, compte tenu de l'apparition de mutants résistants en présence de moxifloxacine, de suggérer l'utilisation de doses plus élevées (jusqu'à 800 mg/24 h) et l'association d'autres antibiotiques à action synergique telles que les β lactamines ;

- de montrer que la gatifloxacine sélectionne peu ou pas de mutants résistants à partir des souches sauvages de *S. aureus*, d'où son intérêt dans le traitement des infections à SASM, mais qu'elle sélectionne des mutants d'échelon supérieur à partir des souches présentant déjà une sensibilité diminuée aux fluoroquinolones les plus anciennes, nécessitant dans ces cas, l'association d'autres antibiotiques à action synergique ;

- de montrer que le linézolide, antibiotique bactériostatique et temps dépendant, est une molécule de choix pour le traitement des infections à staphylocoques. En effet, le risque d'échec par sélection de mutants résistants est faible, même pour des souches hyper-mutatrices et un inoculum élevé. Par contre des mutants d'*E. faecalis* résistants au linézolide, peuvent être sélectionnés si la souche est hyper-mutatrice et l'inoculum élevé et les causes sont bactériologiques plutôt que pharmacologiques. Lors de traitements prolongés, il serait nécessaire d'associer d'autres antibiotiques à action synergique, au moins pour les infections à entérocoques.

Dans les études réalisées, l'émergence de mutants résistants a été un phénomène récurrent. Un des moyens de lutte contre l'émergence de mutants résistants est l'association d'antibiotiques. Il est à constater que peu d'études cliniques sont consacrées aux associations. Un des objectifs de nos projets est de pallier en partie au manque d'études cliniques en améliorant les performances du modèle PK/PD *in vitro* par son adaptation à l'association d'antibiotiques. Par ailleurs, nous avons jusque-là simulé des septicémies. Le développement de modèles de microdialyse, permettra d'accéder aux données tissulaires.

REFERENCES BIBLIOGRAPHIQUES

1. **Alonso, A., and J. L. Martinez.** 2000. Cloning and characterization of SmeDEF, a novel multidrug efflux pump from *Stenotrophomonas maltophilia*. Antimicrob Agents Chemother **44:**3079-86.
2. **Ba, B. B., A. Bernard, A. Iliadis, C. Quentin, D. Ducint, R. Etienne, M. Fourtillan, I. Maachi-Guillot, and M. C. Saux.** 2001. New approach for accurate simulation of human pharmacokinetics in an *in vitro* pharmacodynamic model: application to ciprofloxacin. J Antimicrob Chemother **47:**223-7.
3. **Ba, B. B., D. Ducint, M. Fourtillan, and M. C. Saux.** 1998. Fully automated high-performance liquid chromatography of ciprofloxacin with direct injection of plasma and Mueller-Hinton broth for pharmacokinetic/pharmacodynamic studies. J Chromatogr B Biomed Sci Appl **714:**317-24.
4. **Baietto, L., A. D'Avolio, F. G. De Rosa, S. Garazzino, M. Michelazzo, G. Ventimiglia, M. Siccardi, M. Simiele, M. Sciandra, and G. Di Perri.** 2010. Development and validation of a simultaneous extraction procedure for HPLC-MS quantification of daptomycin, amikacin, gentamicin, and rifampicin in human plasma. Anal Bioanal Chem **396:**791-8.
5. **Balfour, J. A., and H. M. Lamb.** 2000. Moxifloxacin: a review of its clinical potential in the management of community-acquired respiratory tract infections. Drugs **59:**115-39.
6. **Barclay, M. L., E. J. Begg, S. T. Chambers, and D. R. Boswell.** 1995. Improved efficacy with nonsimultaneous administration of first doses of gentamicin and ceftazidime *in vitro*. Antimicrob Agents Chemother **39:**132-6.

7. **Barger, A., C. Fuhst, and B. Wiedemann.** 2003. Pharmacological indices in antibiotic therapy. J Antimicrob Chemother **52:**893-8.
8. **Barnes, K. I., W. M. Watkins, and N. J. White.** 2008. Antimalarial dosing regimens and drug resistance. Trends Parasitol **24:**127-34.
9. **Bellido, J. L., F. J. Hernandez, M. N. Zufiaurre, and J. A. Garcia-Rodriguez.** 2000. *In vitro* activity of newer fluoroquinolones against *Stenotrophomonas maltophilia.* J Antimicrob Chemother **46:**334-5.
10. **Bilello, J. A., P. A. Bilello, J. J. Kort, M. N. Dudley, J. Leonard, and G. L. Drusano.** 1995. Efficacy of constant infusion of A-77003, an inhibitor of the human immunodeficiency virus type 1 (HIV-1) protease, in limiting acute HIV-1 infection *in vitro*. Antimicrob Agents Chemother **39:**2523-7.
11. **Blaser, J.** 1985. *In-vitro* model for simultaneous simulation of the serum kinetics of two drugs with different half-lives. J Antimicrob Chemother **15 Suppl A:**125-30.
12. **Blaser, J., B. B. Stone, M. C. Groner, and S. H. Zinner.** 1987. Comparative study with enoxacin and netilmicin in a pharmacodynamic model to determine importance of ratio of antibiotic peak concentration to MIC for bactericidal activity and emergence of resistance. Antimicrob Agents Chemother **31:**1054-60.
13. **Blaser, J., B. B. Stone, and S. H. Zinner.** 1985. Two compartment kinetic model with multiple artificial capillary units. J Antimicrob Chemother **15 Suppl A:**131-7.
14. **Blaser, J., and S. H. Zinner.** 1987. *In vitro* models for the study of antibiotic activities. Prog Drug Res **31:**349-81.
15. **Bloland, P.** 2001. Drug resistance in malaria. WHO/CDS/DRS/2001.4. Geneva. World Health Organization.

16. **Blondeau, J. M.** 2004. Fluoroquinolones: mechanism of action, classification, and development of resistance. Surv Ophthalmol **49 Suppl 2:**S73-8.
17. **Bowker, K. E., M. Wootton, C. A. Rogers, R. Lewis, H. A. Holt, and A. P. MacGowan.** 1999. Comparison of *in-vitro* pharmacodynamics of once and twice daily ciprofloxacin. J Antimicrob Chemother **44:**661-7.
18. **Bozdogan, B., and P. C. Appelbaum.** 2004. Oxazolidinones: activity, mode of action, and mechanism of resistance. Int J Antimicrob Agents **23:**113-9.
19. **Breman, J. G.** 2001. The ears of the hippopotamus: manifestations, determinants, and estimates of the malaria burden. Am J Trop Med Hyg **64:**1-11.
20. **Brunner, M., U. Hollenstein, S. Delacher, D. Jager, R. Schmid, E. Lackner, A. Georgopoulos, H. G. Eichler, and M. Muller.** 1999. Distribution and antimicrobial activity of ciprofloxacin in human soft tissues. Antimicrob Agents Chemother **43:**1307-9.
21. **Bugnon, D., G. Potel, J. Caillon, D. Baron, H. B. Drugeon, P. Feigel, and M. F. Kergueris.** 1998. *In vivo* simulation of human pharmacokinetics in the rabbit. Bull Math Biol **60:**545-67.
22. **Bwijo, B., M. Hassan Alin, N. Abbas, O. Eriksson, and A. Bjorkman.** 1997. Repetitive dosing of artemisinin and quinine against *Plasmodium falciparum in vitro*: a simulation of the *in vivo* pharmacokinetics. Acta Trop **65:**11-22.
23. **Chen, L., H. Wang, Q. Zeng, Y. Xu, L. Sun, H. Xu, and L. Ding.** 2009. On-line coupling of solid-phase extraction to liquid chromatography--a review. J Chromatogr Sci **47:**614-23.

24. **Chopra, I., A. J. O'Neill, and K. Miller.** 2003. The role of mutators in the emergence of antibiotic-resistant bacteria. Drug Resist Updat **6:**137-45.
25. **Conway, S. P., K. G. Brownlee, M. Denton, and D. G. Peckham.** 2003. Antibiotic treatment of multidrug-resistant organisms in cystic fibrosis. Am J Respir Med **2:**321-32.
26. **Crossman, L. C., V. C. Gould, J. M. Dow, G. S. Vernikos, A. Okazaki, M. Sebaihia, D. Saunders, C. Arrowsmith, T. Carver, N. Peters, E. Adlem, A. Kerhornou, A. Lord, L. Murphy, K. Seeger, R. Squares, S. Rutter, M. A. Quail, M. A. Rajandream, D. Harris, C. Churcher, S. D. Bentley, J. Parkhill, N. R. Thomson, and M. B. Avison.** 2008. The complete genome, comparative and functional analysis of Stenotrophomonas maltophilia reveals an organism heavily shielded by drug resistance determinants. Genome Biol **9:**R74.
27. **Daneshtalab, N., R. Z. Lewanczuk, and F. Jamali.** 2002. High-performance liquid chromatographic analysis of angiotensin II receptor antagonist valsartan using a liquid extraction method. J Chromatogr B Analyt Technol Biomed Life Sci **766:**345-9.
28. **Dehghanyar, P., C. Burger, M. Zeitlinger, F. Islinger, F. Kovar, M. Muller, C. Kloft, and C. Joukhadar.** 2005. Penetration of linezolid into soft tissues of healthy volunteers after single and multiple doses. Antimicrob Agents Chemother **49:**2367-71.
29. **del Rosario Brunetto, M., Y. Contreras, S. Clavijo, D. Torres, Y. Delgado, F. Ovalles, C. Ayala, M. Gallignani, J. M. Estela, and V. C. Martin.** 2009. Determination of losartan, telmisartan, and valsartan by direct injection of human urine into a column-switching liquid chromatographic system with fluorescence detection. J Pharm Biomed Anal **50:**194-9.

30. **Delacher, S., H. Derendorf, U. Hollenstein, M. Brunner, C. Joukhadar, S. Hofmann, A. Georgopoulos, H. G. Eichler, and M. Muller.** 2000. A combined *in vivo* pharmacokinetic-*in vitro* pharmacodynamic approach to simulate target site pharmacodynamics of antibiotics in humans. J Antimicrob Chemother **46:**733-9.

31. **Denton, M., and K. G. Kerr.** 1998. Microbiological and clinical aspects of infection associated with *Stenotrophomonas maltophilia*. Clin Microbiol Rev **11:**57-80.

32. **Deshpande, N. M., M. G. Gangrade, M. B. Kekare, and V. V. Vaidya.** 2010. Determination of free and liposomal amphotericin B in human plasma by liquid chromatography-mass spectroscopy with solid phase extraction and protein precipitation techniques. J Chromatogr B Analyt Technol Biomed Life Sci **878:**315-26.

33. **Dibo, I., S. K. Pillai, H. S. Gold, M. R. Baer, M. Wetzler, J. L. Slack, P. A. Hazamy, D. Ball, C. B. Hsiao, P. L. McCarthy, Jr., and B. H. Segal.** 2004. Linezolid-resistant *Enterococcus faecalis* isolated from a cord blood transplant recipient. J Clin Microbiol **42:**1843-5.

34. **Dondorp, A. M., F. Nosten, P. Yi, D. Das, A. P. Phyo, J. Tarning, K. M. Lwin, F. Ariey, W. Hanpithakpong, S. J. Lee, P. Ringwald, K. Silamut, M. Imwong, K. Chotivanich, P. Lim, T. Herdman, S. S. An, S. Yeung, P. Singhasivanon, N. P. Day, N. Lindegardh, D. Socheat, and N. J. White.** 2009. Artemisinin resistance in *Plasmodium falciparum* malaria. N Engl J Med **361:**455-67.

35. **Dudley, M. N., and S. H. Zinner.** 1991. Single daily dosing of amikacin in an *in-vitro* model. J Antimicrob Chemother **27 Suppl C:**15-9.

36. **Egan, T. M., F. C. Detterbeck, M. R. Mill, M. S. Bleiweis, R. Aris, L. Paradowski, G. Retsch-Bogart, and B. S. Mueller.** 2002. Long term

results of lung transplantation for cystic fibrosis. Eur J Cardiothorac Surg **22:**602-9.

37. **Ellner, P. D., and H. C. Neu.** 1981. The inhibitory quotient. A method for interpreting minimum inhibitory concentration data. JAMA **246:**1575-8.

38. **Fernandez-Torres, R., M. O. Consentino, M. A. Lopez, and M. C. Mochon.** 2010. Simultaneous determination of 11 antibiotics and their main metabolites from four different groups by reversed-phase high-performance liquid chromatography-diode array-fluorescence (HPLC-DAD-FLD) in human urine samples. Talanta **81:**871-80.

39. **Firsov, A. A., and H. Mattie.** 1997. Relationships between antimicrobial effect and area under the concentration-time curve as a basis for comparison of modes of antibiotic administration: meropenem bolus injections versus continuous infusions. Antimicrob Agents Chemother **41:**352-6.

40. **Firsov, A. A., S. N. Vostrov, A. A. Shevchenko, and G. Cornaglia.** 1997. Parameters of bacterial killing and regrowth kinetics and antimicrobial effect examined in terms of area under the concentration-time curve relationships: action of ciprofloxacin against *Escherichia coli* in an *in vitro* dynamic model. Antimicrob Agents Chemother **41:**1281-7.

41. **Fourtillan, J. B.** 1990. Caractéristiques pharmacocinétiques de la ciprofloxacine par voies orale et intraveineuse. Med. Mal. Infect. **20:**33-37.

42. **French, G.** 2001. Linezolid. Int J Clin Pract **55:**59-63.

43. **Frimodt-Moller, N.** 2002. How predictive is PK/PD for antibacterial agents? Int J Antimicrob Agents **19:**333-9.

44. **Garcia-Galan, M. J., M. S. Diaz-Cruz, and D. Barcelo.** 2010. Determination of 19 sulfonamides in environmental water samples by

automated on-line solid-phase extraction-liquid chromatography-tandem mass spectrometry (SPE-LC-MS/MS). Talanta **81**:355-66.

45. **Gerber, A. U., P. Wiprachtiger, U. Stettler-Spichiger, and G. Lebek.** 1982. Constant infusions vs. intermittent doses of gentamicin against *Pseudomonas aeruginosa in vitro*. J Infect Dis **145**:554-60.

46. **Gibson, R. L., J. L. Burns, and B. W. Ramsey.** 2003. Pathophysiology and management of pulmonary infections in cystic fibrosis. Am J Respir Crit Care Med **168**:918-51.

47. **Grasso, S., G. Meinardi, I. de Carneri, and V. Tamassia.** 1978. New *in vitro* model to study the effect of antibiotic concentration and rate of elimination on antibacterial activity. Antimicrob Agents Chemother **13**:570-6.

48. **Gravisse, J.** 1999. *Stenotrophomonas maltophilia*: aspects clinique et biologique. Feuillets Biol. **40**:5-12.

49. **Greenwood, D., and F. O'Grady.** 1978. An *in vitro* model of the urinary bladder. J Antimicrob Chemother **4**:113-20.

50. **Hagestam, I. H., and T. C. Pinkerton.** 1986. Production of "internal surface reversed-phase" supports: the hydrolysis of selected substrates from silica using chymotrypsin. J Chromatogr **368**:77-84.

51. **Ince, D., R. Aras, and DC Hooper.** 1999. Mechanisms and frequency of resistance to gatifloxacin in comparison with ciprofloxacin in *Staphylococcus aureus*. Drugs **58(Suppl. 2)**:134-135.

52. **Jarlier, V.** 1996. La prévention de la résistance aux fluoroquinolones. Lettre Infect. **Hors série**:15-17.

53. **Kaatz, G. W.** 2005. Bacterial efflux pump inhibition. Curr Opin Investig Drugs **6**:191-8.

54. **Keil, S., and B. Wiedemann.** 1995. Mathematical corrections for bacterial loss in pharmacodynamic in vitro dilution models. Antimicrob Agents Chemother **39:**1054-8.
55. **Kloss, P., L. Xiong, D. L. Shinabarger, and A. S. Mankin.** 1999. Resistance mutations in 23 S rRNA identify the site of action of the protein synthesis inhibitor linezolid in the ribosomal peptidyl transferase center. J Mol Biol **294:**93-101.
56. **Korecka, M., C. M. Clark, V. M. Lee, J. Q. Trojanowski, and L. M. Shaw.** 2010. Simultaneous HPLC-MS-MS quantification of 8-iso-PGF(2alpha) and 8,12-iso-iPF(2alpha) in CSF and brain tissue samples with on-line cleanup. J Chromatogr B Analyt Technol Biomed Life Sci **878:**2209-2216.
57. **LaCreta, F. P., S. Kaul, G. D. Kollia, G. Duncan, D. M. Randall, and D. M. Grasela.** 2000. Interchangeability of 400-mg intravenous and oral gatifloxacin in healthy adults. Pharmacotherapy **20:**59S-66S.
58. **Lettieri, J. T., M. C. Rogge, L. Kaiser, R. M. Echols, and A. H. Heller.** 1992. Pharmacokinetic profiles of ciprofloxacin after single intravenous and oral doses. Antimicrob Agents Chemother **36:**993-6.
59. **Lewis, K.** 2001. In search of natural substrates and inhibitors of MDR pumps. J Mol Microbiol Biotechnol **3:**247-54.
60. **Li, X. Z., L. Zhang, and K. Poole.** 2002. SmeC, an outer membrane multidrug efflux protein of *Stenotrophomonas maltophilia*. Antimicrob Agents Chemother **46:**333-43.
61. **Liou, T. G., F. R. Adler, D. R. Cox, and B. C. Cahill.** 2007. Lung transplantation and survival in children with cystic fibrosis. N Engl J Med **357:**2143-52.
62. **Lomovskaya, O., and W. J. Watkins.** 2001. Efflux pumps: their role in antibacterial drug discovery. Curr Med Chem **8:**1699-711.

63. **Madaras-Kelly, K. J., B. E. Ostergaard, L. B. Hovde, and J. C. Rotschafer.** 1996. Twenty-four-hour area under the concentration-time curve/MIC ratio as a generic predictor of fluoroquinolone antimicrobial effect by using three strains of *Pseudomonas aeruginosa* and an *in vitro* pharmacodynamic model. Antimicrob Agents Chemother **40:**627-32.

64. **Mapaba, E., U. Hellgren, A. Landberg-Lindgren, and L. Rombo.** 1995. Susceptibility of *Plasmodium falciparum* to quinine *in vitro*: effects of drug concentrations and time of exposure. Trans R Soc Trop Med Hyg **89:**85-9.

65. **Marchbanks, C. R., J. R. McKiel, D. H. Gilbert, N. J. Robillard, B. Painter, S. H. Zinner, and M. N. Dudley.** 1993. Dose ranging and fractionation of intravenous ciprofloxacin against *Pseudomonas aeruginosa* and *Staphylococcus aureus* in an *in vitro* model of infection. Antimicrob Agents Chemother **37:**1756-63.

66. **Marquez, B.** 2005. Bacterial efflux systems and efflux pumps inhibitors. Biochimie **87:**1137-47.

67. **McDowall, R. D.** 1989. Sample preparation for biomedical analysis. J Chromatogr **492:**3-58.

68. **McGrath, B. J., E. M. Bailey, K. C. Lamp, and M. J. Rybak.** 1992. Pharmacodynamics of once-daily amikacin in various combinations with cefepime, aztreonam, and ceftazidime against *Pseudomonas aeruginosa* in an *in vitro* infection model. Antimicrob Agents Chemother **36:**2741-6.

69. **McWhinney, B. C., S. C. Wallis, T. Hillister, J. A. Roberts, J. Lipman, and J. P. Ungerer.** 2010. Analysis of 12 beta-lactam antibiotics in human plasma by HPLC with ultraviolet detection. J Chromatogr B Analyt Technol Biomed Life Sci **878:**2039-43.

70. **Meka, V. G., S. K. Pillai, G. Sakoulas, C. Wennersten, L. Venkataraman, P. C. DeGirolami, G. M. Eliopoulos, R. C.**

Moellering, Jr., and H. S. Gold. 2004. Linezolid resistance in sequential *Staphylococcus aureus* isolates associated with a T2500A mutation in the 23S rRNA gene and loss of a single copy of rRNA. J Infect Dis **190**:311-7.

71. **Mouton, Y., E. Bingen, Y. Deboscker, et L. Dubreuil (ed.).** 2000. Monothérapie ou association d'antibiotiques. p. 35-39. *In*: Antibiotiques, Antiviraux, Anti-infectieux., John Libbey Eurotext ed, Paris.

72. **Muller-Serieys, C.** 2000. [Ketolides and oxazolidinones. Mechanisms of action and antibacterial spectrum]. Presse Med **29**:2061-4.

73. **Muller, M., J. Bockenheimer, U. Zellenberg, N. Klein, G. G. Steger, H. G. Eichler, and R. M. Mader.** 2000. Relationship between *in vivo* drug exposure of the tumor interstitium and inhibition of tumor cell growth in vitro: a study in breast cancer patients. Breast Cancer Res Treat **60**:211-7.

74. **Muller, M., M. Brunner, U. Hollenstein, C. Joukhadar, R. Schmid, E. Minar, H. Ehringer, and H. G. Eichler.** 1999. Penetration of ciprofloxacin into the interstitial space of inflamed foot lesions in non-insulin-dependent diabetes mellitus patients. Antimicrob Agents Chemother **43**:2056-8.

75. **Murakawa, T., H. Sakamoto, T. Hirose, and M. Nishida.** 1980. New *in vitro* kinetic model for evaluating bactericidal efficacy of antibiotics. Antimicrob Agents Chemother **18**:377-81.

76. **O'Grady, F., and J. H. Pennington.** 1966. Bacterial growth in an *in vitro* system simulating conditions in the urinary bladder. Br J Exp Pathol **47**:152-7.

77. **O'Neill, A. J., and I. Chopra.** 2002. Insertional inactivation of mutS in *Staphylococcus aureus* reveals potential for elevated mutation

frequencies, although the prevalence of mutators in clinical isolates is low. J Antimicrob Chemother **50:**161-9.

78. **O'Sullivan, B. P., and S. D. Freedman.** 2009. Cystic fibrosis. Lancet **373:**1891-904.

79. **ONERBA.** 2009. Rapport d'activité 2006. http://www.onerba.org/IMG/pdf/Rapport_ONERBA.pdf.

80. **Otaya, H., A. Ozawa, and J. Goto (ed.).** 1976. Mode of action of chemotherapeutic agents against bacteria growing in a continuous flow culture with special reference to the antibacterial effect of cephalothin, erythromycin and kanamycin. p. 205-210. *In*: Chemotherapy., J.D. William, and A.M. Geddes ed. Plenum Press, New York.

81. **Palmer, S. M., and M. J. Rybak.** 1996. Pharmacodynamics of once- or twice-daily levofloxacin versus vancomycin, with or without rifampin, against *Staphylococcus aureus* in an *in vitro* model with infected platelet-fibrin clots. Antimicrob Agents Chemother **40:**701-5.

82. **Parola, P., B. Pradines, F. Simon, M. P. Carlotti, P. Minodier, M. P. Ranjeva, S. Badiaga, L. Bertaux, J. Delmont, M. Morillon, R. Silai, P. Brouqui, and D. Parzy.** 2007. Antimalarial drug susceptibility and point mutations associated with drug resistance in 248 *Plasmodium falciparum* isolates imported from Comoros to Marseille, France in 2004 2006. Am J Trop Med Hyg **77:**431-7.

83. **Perry, C. M., J. A. Barman Balfour, and H. M. Lamb.** 1999. Gatifloxacin. Drugs **58:**683-96; discussion 697-8.

84. **Perry, C. M., and B. Jarvis.** 2001. Linezolid: a review of its use in the management of serious gram-positive infections. Drugs **61:**525-51.

85. **Pillai, S. K., G. Sakoulas, C. Wennersten, G. M. Eliopoulos, R. C. Moellering, Jr., M. J. Ferraro, and H. S. Gold.** 2002. Linezolid

resistance in *Staphylococcus aureus*: characterization and stability of resistant phenotype. J Infect Dis **186**:1603-7.

86. **Piroth, L., L. Martin, A. Coulon, C. Lequeu, M. Duong, M. Buisson, H. Portier, and P. Chavanet.** 1999. Development of a new experimental model of penicillin-resistant *Streptococcus pneumoniae* pneumonia and amoxicillin treatment by reproducing human pharmacokinetics. Antimicrob Agents Chemother **43**:2484-92.

87. **Prunier, A. L., B. Malbruny, M. Laurans, J. Brouard, J. F. Duhamel, and R. Leclercq.** 2003. High rate of macrolide resistance in *Staphylococcus aureus* strains from patients with cystic fibrosis reveals high proportions of hypermutable strains. J Infect Dis **187**:1709-16.

88. **Prystowsky, J., F. Siddiqui, J. Chosay, D. L. Shinabarger, J. Millichap, L. R. Peterson, and G. A. Noskin.** 2001. Resistance to linezolid: characterization of mutations in rRNA and comparison of their occurrences in vancomycin-resistant enterococci. Antimicrob Agents Chemother **45**:2154-6.

89. **Robert-Dernuat, S. (ed.).** 1995. Antibiotiques et antibiogrammes. Vigot, Paris.

90. **Robin, T., and J.M. Janda.** 1996. *Pseudo-, Xantho-, Stenotrophomonas maltophilia:* an emerging pathogen in search of a genus. Clin. Microbiol. Newsl. **18**:9-13.

91. **Roth, W., K. Beschke, R. Jauch, A. Zimmer, and F. W. Koss.** 1981. Fully automated high-performance liquid chromatography. A new chromatograph for pharmacokinetic drug monitoring by direct injection of body fluids. J Chromatogr **222**:13-22.

92. **Rowe, E. L., and W. Morozowich.** 1969. A simple dilution analog computer for simulation of drug distribution processes. J Pharm Sci **58**:1375-8.

93. **Ryan, B. M., T. J. Dougherty, D. Beaulieu, J. Chuang, B. A. Dougherty, and J. F. Barrett.** 2001. Efflux in bacteria: what do we really know about it? Expert Opin Investig Drugs **10**:1409-22.
94. **Rybak, M. J., H. H. Houlihan, R. C. Mercier, and G. W. Kaatz.** 1997. Pharmacodynamics of RP 59500 (quinupristin-dalfopristin) administered by intermittent versus continuous infusion against *Staphylococcus aureus*-infected fibrin-platelet clots in an in vitro infection model. Antimicrob Agents Chemother **41**:1359-63.
95. **Sanfilippo, A., and E. Morvillo.** 1968. An experimental model for the study of the antibacterial activity of the sulfonamides. Chemotherapy **13**:54-60.
96. **Schneider, P., W. Tosch, M. Maurer, and O. Zak.** 1982. Antibacterial effects of cefroxadine, cephalexin and cephradine in a new *in vitro* pharmacokinetic model. J Antibiot (Tokyo) **35**:843-9.
97. **Scholl, H., K. Schmidt, and B. Weber.** 1987. Sensitive and selective determination of picogram amounts of ciprofloxacin and its metabolites in biological samples using high-performance liquid chromatography and photothermal post-column derivatization. J Chromatogr **416**:321-30.
98. **Shah, P. M.** 1981. Bactericidal activity of ampicillin and amoxicillin. J Antimicrob Chemother **8 Suppl C**:93-9.
99. **Shah, P. M., K. Racky, and W. Stille.** 1981. [*In vitro* studies on dosing interval of cefoperazone (author's transl)]. Arzneimittelforschung **31**:482-5.
100. **Shaw, J. P., J. Seroogy, K. Kaniga, D. L. Higgins, M. Kitt, and S. Barriere.** 2005. Pharmacokinetics, serum inhibitory and bactericidal activity, and safety of telavancin in healthy subjects. Antimicrob Agents Chemother **49**:195-201.

101. **Siompson, J. A., K.M. Jamsen, R.N. Price, N.J. White, N. Lindegarth, J. Tarning, and S.B. Dufful.** 2009. Towards optimal design of antimalarial pharmacokinetic studies. http://www.malariajournal.com/content/8/1/189.

102. **Stass, H., A. Dalhoff, D. Kubitza, and U. Schuhly.** 1998. Pharmacokinetics, safety, and tolerability of ascending single doses of moxifloxacin, a new 8-methoxy quinolone, administered to healthy subjects. Antimicrob Agents Chemother **42**:2060-5.

103. **Stass, H., and D. Kubitza.** 1999. Pharmacokinetics and elimination of moxifloxacin after oral and intravenous administration in man. J Antimicrob Chemother **43 Suppl B**:83-90.

104. **Strayer, A. H., D. H. Gilbert, P. Pivarnik, A. A. Medeiros, S. H. Zinner, and M. N. Dudley.** 1994. Pharmacodynamics of piperacillin alone and in combination with tazobactam against piperacillin-resistant and -susceptible organisms in an *in vitro* model of infection. Antimicrob Agents Chemother **38**:2351-6.

105. **Toothaker, R. D., P. G. Welling, and W. A. Craig.** 1982. An *in vitro* model for the study of antibacterial dosage regimen design. J Pharm Sci **71**:861-4.

106. **Trager, W., and J. B. Jensen.** 1997. Continuous culture of *Plasmodium falciparum*: its impact on malaria research. Int J Parasitol **27**:989-1006.

107. **Trager, W., and J. B. Jensen.** 1976. Human malaria parasites in continuous culture. Science **193**:673-5.

108. **Van Bambeke, F., Y. Glupczynski, P. Plesiat, J. C. Pechere, and P. M. Tulkens.** 2003. Antibiotic efflux pumps in prokaryotic cells: occurrence, impact on resistance and strategies for the future of antimicrobial therapy. J Antimicrob Chemother **51**:1055-65.

109. **White, C. A., R. D. Toothaker, A. L. Smith, and J. T. Slattery.** 1987. Correction for bacterial loss in *in vitro* dilution models. Antimicrob Agents Chemother **31:**1859-60.

110. **White, N. J.** 1997. Assessment of the pharmacodynamic properties of antimalarial drugs *in vivo*. Antimicrob Agents Chemother **41:**1413-22.

111. **Wongsrichanalai, C., A. L. Pickard, W. H. Wernsdorfer, and S. R. Meshnick.** 2002. Epidemiology of drug-resistant malaria. Lancet Infect Dis **2:**209-18.

112. **Worth, L., Jr., T. Bader, J. Yang, and S. Clark.** 1998. Role of MutS ATPase activity in MutS,L-dependent block of *in vitro* strand transfer. J Biol Chem **273:**23176-82.

113. **Wurtz, N., J. Desplans, and D. Parzy.** 2009. Phenotypic and transcriptomic analyses of *Plasmodium falciparum* protein kinase A catalytic subunit inhibition. Parasitol Res **105:**1691-9.

114. **Wyss, R., and F. Bucheli.** 1992. Use of direct injection precolumn techniques for the high-performance liquid chromatographic determination of the retinoids acitretin and 13-cis-acitretin in plasma. J Chromatogr **593:**55-62.

115. **Zak, O. a. S. H. Z. (ed.).** 1982. Correlation of *in vitro* antimicrobial activity of antibiotics with results of treatment in experimental animal models and human infection. p. 55-67. *In*: Action of antibiotics in patients., L.D. Sabath ed. Hans Huber Publishers, Berne.

116. **Zinner, S. H., D. Gilbert, I. Y. Lubenko, K. Greer, and A. A. Firsov.** 2008. Selection of linezolid-resistant *Enterococcus faecium* in an *in vitro* dynamic model: protective effect of doxycycline. J Antimicrob Chemother **61:**629-35.

117. **Zurenko, G. E., B. H. Yagi, R. D. Schaadt, J. W. Allison, J. O. Kilburn, S. E. Glickman, D. K. Hutchinson, M. R. Barbachyn, and S.**

J. Brickner. 1996. *In vitro* activities of U-100592 and U-100766, novel oxazolidinone antibacterial agents. Antimicrob Agents Chemother **40:**839-45.

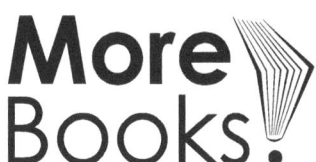

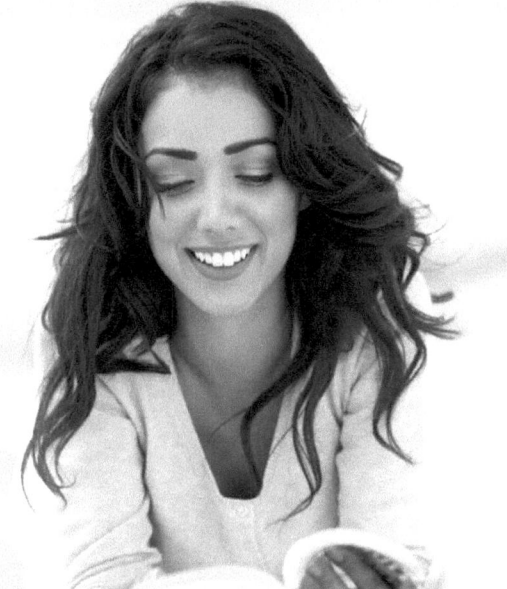

Oui, je veux morebooks!

I want morebooks!

Buy your books fast and straightforward online - at one of the world's fastest growing online book stores! Environmentally sound due to Print-on-Demand technologies.

Buy your books online at
www.get-morebooks.com

Achetez vos livres en ligne, vite et bien, sur l'une des librairies en ligne les plus performantes au monde!
En protégeant nos ressources et notre environnement grâce à l'impression à la demande.

La librairie en ligne pour acheter plus vite
www.morebooks.fr

VDM Verlagsservicegesellschaft mbH
Heinrich-Böcking-Str. 6-8
D - 66121 Saarbrücken   Telefax: +49 681 93 81 567-9

info@vdm-vsg.de
www.vdm-vsg.de

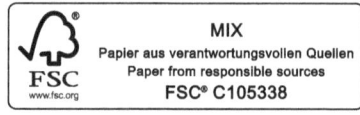

Printed by Books on Demand GmbH, Norderstedt / Germany